魁阁学术文库
Kui Ge Academic Library

魁阁学术文库
Kui Ge Academic Library

老年抑郁的
忧与伤

Sorrows and Wounds in
Late Life Depression

唐谭 著

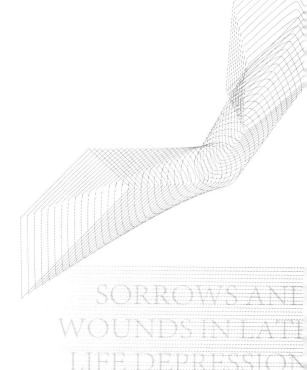

社会科学文献出版社
SOCIAL SCIENCES ACADEMIC PRESS (CHINA)

"魁阁学术文库"编委会

"魁阁学术文库"总序

　　1939 年 7 月，在熊庆来、吴文藻、顾毓琇等诸位先生的努力下，云南大学正式设立社会学系。在这之前的 1938 年 8 月到 9 月间，吴文藻已携家人及学生李有义、郑安仑、薛观涛辗转经越南从河口入境云南，差不多两个月后，其学生费孝通亦从英国学成后经越南到昆，主持云南大学社会学系附设的燕京大学－云南大学实地研究工作站（亦称社会学研究室）。1940 年代初，社会学研究室因日军飞机轰炸昆明而搬迁至昆明市郊的呈贡县魁星阁，"魁阁"之名因此而得。此后差不多 6 年的时间里，在费孝通的带领下，"魁阁"汇集了一批当时中国杰出的社会学家和人类学家，如许烺光、张之毅、田汝康、史国衡、谷苞、胡庆钧、李有义等，进行了大量的田野调查，出版了一系列今日依然熠熠生辉的学术精品。由于吴文藻、费孝通、杨堃等诸位先生在 1940 年代的努力，云南大学社会学系及其社会学研究室（"魁阁"）成为当时全球最重要的社会学学术机构之一，其中涌现了一大批 20 世纪中国最重要的社会学家、人类学家。"魁阁"因其非凡的成就，成为中国现代学术史上的一个里程碑。

　　"魁阁"的传统是多面相的，其主要者，吴文藻先生将之概括为"社会学中国化"，其含义我们可简单概括为：引进西方现代社会科学的理论与方法，以之为工具在中国开展实地研究，理解与认知中国社会，生产符合国情的社会科学知识，以满足建设现代中国之需要。

　　为实现其"社会学中国化"的学术理想，1940 年代，吴文藻先生在商务印书馆主持出版大型丛书"社会学丛刊"，在为"社会学丛刊"写的总序中，吴先生开篇即指出，"本丛刊之发行，起于两种信念及要求：一为促使社会学之中国化，以发挥中国社会学之特长；一为供给社会学上的基本参考书，以辅助大学教本之不足"。丛刊之主旨乃是"要在中国建立起比较社会学的基础"。"魁阁"的实地研究报告，如费孝通的《禄村农田》、张之毅的《易村手工业》、史国衡的《昆厂劳工》、田汝康的《芒市边民的摆》等多是在"社会学丛刊"乙集中出版的。

80多年前，社会学的前辈先贤正是以这样的方式奠定了中国社会学的基础。为发扬"魁阁"精神，承继"魁阁"传统，在谢寿光教授的主持下，云南大学民族学与社会学学院和社会科学文献出版社共同出版"魁阁学术文库"，以期延续"魁阁"先辈"社会学中国化"的理论关怀，在新的时代背景下，倡导有理论关怀的实地研究，以"魁阁学术文库"为平台，整合社会学、人类学、社会工作、民族学、民俗学、人口学等学科，推进有关当代中国社会的社会科学研究。受"社会学丛刊"的启发，"魁阁学术文库"将包含甲乙丙三"集"，分别收入上述学科综合性的论著、优秀的实地研究报告，以及国外优秀著作的译本，文库征稿的范围包括学者们完成的国家各类课题的优秀成果，新毕业博士的博士学位论文、博士后出站报告、已退休的知名学者的文集、国外优秀著作的译本等。我们将聘请国内外知名的学者作为遴选委员会的成员，以期选出优秀的作品，贡献世界。

是为序。

第十三届全国人大常委会委员、社会建设委员会副主任委员
中国社会科学院学部委员、社会政法学部主任

云南大学党委书记

目　录

绪　论

一　研究背景

老年抑郁常指根据精神障碍诊断手册属于抑郁障碍，或者根据具有合格信效度的评估量表确定为具有明显抑郁症状（60 岁以上）。老年抑郁是老年期的一种常见病。在世界范围内，老年抑郁障碍的发病率在 3% ~ 30%[①]，它在全球范围内造成的社会负担仅次于心血管疾病[②]。在西方国家，被诊断为抑郁障碍的老年人占比为 3.29%，而高达 19.47% 的老年人受到明显抑郁症状的困扰。[③]

和其他国家一样，老年抑郁在中国也被认为是一大公共卫生问题。关于抑郁障碍，最新的元分析研究指出，我国老年人抑郁障碍的时点患病率为 2.7%，年患病率为 2.3%，终身患病率为 2.8%[④]；而近年由北医六院牵头、全国多所三甲医院共同开展的全国性精神障碍流行率调查研究显示，我国老年人抑郁障碍的年患病率高达 3.8%[⑤]。关于具有临床意义的、

① Blazer, D. G., "Depression in Late Life: Review and Commentary," *The Journals of Gerontology: Series A* 58 （2003）：249 – 265.

② Murray, C., and Lopez, A., *The Global Burden of Disease: A Comprehensive Assessment of Mortality and Disability from Diseases, Injuries and Risk Factors in 1990 and Projected to 2020* （Boston: Harvard University Press on Behalf of the WHO and World Bank, 1996）.

③ Volkert, J. et al., "The Prevalence of Mental Disorders in Older People in Western Countries-A Meta-Analysis," *Ageing Research Review* 12 （2013）：339 – 353.

④ Wang, F. et al., "Prevalence of Major Depressive Disorder in Older Adults in China: A Systematic Review and Meta-Analysis," *Journal of Affective Disorders* 241 （2018）：297 – 304.

⑤ Lu, J. et al., "Prevalence of Depressive Disorder and Treatment in China: A Cross-Sectional Epidemiological Study," *The Lancet Psychiatry* 8 （2021）：981 – 990.

明显的抑郁症状，最新的系统性综述和元分析指出，我国生活在社区的老年人，其抑郁症状的流行率高达 20.0%[①]；居住在院舍的老年人，其抑郁症状的流行率更是高达 36.8%[②]。换言之，对于个人和家庭来说，我国有超过 1/5 的老年人正遭受着抑郁带来的痛苦与困扰。而对于国家来说，由于中国庞大的老龄人口规模——截至 2021 年末共有 60 岁及以上的老年人 2.64 亿人[③]，中国承担着最沉重的老年抑郁带来的社会负担，面临着最严峻的应对老年抑郁的挑战。而随着我国迈入中度老龄化社会，老龄人口还在不断增加，带来的社会负担与公共卫生挑战日趋加剧。

然而从临床服务来看，与我国庞大的抑郁老年人口规模形成鲜明对比的是，我国针对老年人群的精神健康服务还很有限。换言之，巨大的精神健康服务需求与现有能够提供的服务之间存在巨大的鸿沟。这一鸿沟产生的原因有很多，除了缺乏足够的能够提供精神健康服务的机构、缺乏精神健康领域专业的临床工作者与专家，还包括缺乏对于老年抑郁症患者需求的深入了解，尤其缺乏为这些老年人提供服务的文化友好的、适切的专业方法与手段。在临床实践上，目前大部分医院或者社区里的卫生站所能提供的常常只有医学治疗和护理，"首选医院"特别是大医院也是当前人们寻求精神健康帮助的一个信念[④]，这就导致绝大部分的精神科医生和护士仅为患者和家庭提供医学的常规治疗与护理，而从具体的治疗手段来看，药物治疗是最常用的方法。这样，绝大部分抑郁老年人的多重需求、个体化需求就无法在单一的治疗和干预模式中获得满足。

从学术的角度来看，西方针对老年抑郁的理论解释主要从三个视角出

---

① Tang, T. et al., "Prevalence of Depressive Symptoms Among Older Adults in Mainland China: A Systematic Review and Meta-Analysis," *Journal of Affective Disorders* 293 (2021): 379 – 390.

② Tang, T. et al., "Prevalence of Depression Among Older Adults Living in Care Homes in China: A Systematic Review and Meta-Analysis," *International Journal of Nursing Studies* 125 (2022): 104 – 114.

③ 《第七次全国人口普查公报（第五号）》，国家统计局网站，2021 年 5 月 11 日，http://www.stats.gov.cn/tjsj/tjgb/rkpcgb/qgrkpcgb/202106/t20210628_1818824.html。

④ Ran, M. S. et al., *Family-Based Mental Health Care in Rural China* (Hong Kong: Hong Kong University Press, 2005).

发：生物学视角、心理学视角和基于实证主义的社会学视角。由于深受近代西方精神病学、心理学和科学主义的影响，我国大部分研究者同样也从这三个视角来解释抑郁产生及维持的原因和机制，并从中寻求治疗和干预老年抑郁的方法。这些研究无疑促进了我们对于老年抑郁的理解，并为老年抑郁的治疗与干预做出了重要贡献，但是基于这三个主流视角的理论解释仍存在以下局限。

其一，这些视角忽视了老年人在患病过程中的主观体验以及他们如何解释自己的抑郁症，导致这些主流视角没能从患者的角度出发，从而很难捕捉到老年患者的真实需求。

其二，这些视角忽视了老年人对疾病的主观体验和解读会对其自我的发展产生影响。老年人如何看待疾病，背后折射出的常是他们如何看待自己。从抑郁症的特点和毕生发展观来看，老年抑郁症患者在疾病中如何评价自己都将影响疾病的康复以及老年期心理健康的发展情况。只有更深入地探索老年患者的自我，才能从全人的角度为老年人提供专业的服务。

其三，这些视角忽视了老年人罹患抑郁症的主观体验和对疾病的诠释是深受主流论述、医学论述以及中国社会文化影响和形塑的。相较于西方社会，中国社会在这一百年历经了非常剧烈的变迁，而老年人，作为历史的见证者和亲历者，他们的患病体验和对疾病的诠释正是对社会巨变的影射。这种影射是独特的，不同于西方的。这样，源自西方的理论解释和干预方法就不一定能满足中国老年人的需求。

其四，在过去的学术研究中，很少有研究去探讨老年患者对自身抑郁症理解的性别差异，这就导致目前的治疗方案并未针对不同性别的患者设计不同的服务，老年人的不同需求可能就会被忽视。

从政策的角度来看，在过去 20 多年，我国政府颁布了多项政策与法律来发展精神健康服务，包括《中国精神卫生工作规划（2002—2010 年）》、《中国精神卫生工作规划（2012—2015 年）》（征求意见稿）、《全国精神卫生工作规划（2015—2020 年）》，以及《中华人民共和国精神卫生法》、《中华人民共和国老年人权益保障法》（2009 年、2015 年、2018 年三次修正）。在这些政策和法律中，老年人的心理健康受到了关注，相关服务的发展也得到了鼓励。但是对于罹患抑郁症的老年人，政策与法律都尚未有具体的指导意见。这部分人群在政策和法律上缺乏支持的一大原因，就是我们还不清楚目前开展的服务和具有的政策对这部分老年人如何经历抑郁、如何诠释抑郁有何影响，自然也就不清楚该如何调整和完善政策。在这样的情况下，探索从老年人自己的角度理解抑郁症就十分必要，这能为相关政策和法律的完善提供具体的、最适切的建议。

综上所述，在临床服务中，单一的医学很显然无法满足老年人及其家庭的多方面需求；从目前研究来看，主流解释老年抑郁的理论视角忽视了老年人对抑郁症的主观经验以及诠释，忽视了这些经验和诠释如何影响和塑造老年人对自我的认识，忽视了中国特殊的社会文化背景对这些经验与诠释的形塑，亦忽视了男性和女性老年人在经历与理解抑郁症上的差异；从当前的相关政策来看，缺乏针对老年抑郁症患者的具体指导与保护规范。这样，为了尽可能地满足老年抑郁症患者的需求，从而减轻我国公共卫生在老年抑郁障碍防控上的沉重负担，开展研究来探索老年人自身如何诠释抑郁症，从而发展出更适合老年抑郁症患者的、文化敏感的、性别敏感的干预方法与政策服务就至关重要了。

二 研究目的与研究意义

本研究的目的是深入了解老年抑郁症患者患病的历程及其对疾病的理解与诠释，探索并检验他们的疾病经验、主流论述、中国社会文化如何形塑与影响他们对疾病的诠释以及对自我价值的评断，探索男性和女性老年人在关于抑郁症的经历和解读中是否具有差异。

目前关于老年人抑郁障碍发病机制和干预模式的研究数量很多，但大部分研究和干预模式都基于生物学、心理学和社会学三种视角，它们又都是基于实证主义的哲学思想。这些基于实证主义的研究和干预模式存在以下局限。

首先，由于忽视了老年抑郁症患者的主观经验与对疾病的解读，来自专家的疾病定义或对疾病的概念化就会过于"简单化"，而在专家解释的老年抑郁与患者自身解读的疾病之间必然就会出现鸿沟。为了填补这一鸿沟，本研究将深入探索老年人自身对于抑郁症的经验与解读，从老年人的第一视角深化对这一疾病的认识。

其次，虽然主流对老年抑郁进行解释的理论与干预方法对治疗老年人的抑郁障碍、提高老年人的生活质量做出了重要的贡献，但是在这个过程中，专家和老年抑郁症患者的关系常常是不平等的。专家具有权力生产疾病相关知识、影响老年人对疾病的看法、决定疾病该如何治疗，但在大部分的情况下，老年人的声音是被忽视的，他们没有机会发表自己对疾病的看法，更没有权力决定要不要接受治疗或者接受怎样的服务与治疗。在此情况下，我们有必要去看看医学论述如何影响老年人患病的经验与对疾病的解读，也有必要去看看这些解读如何影响他们对于自我价值、自尊的感受与看法。这样的研究不仅可以增进我们对抑郁症及老年患者的了解，而且可以让老年抑郁症患者的声音被听到，让他们在患病历程中的痛苦、困难、想法被看到，从而让他们的所感所想获得尊重与肯定，帮助他们提升自我价值感，这些都是本研究的意义所在。

再次，虽然已有不少研究关注中国文化和社会变迁如何影响抑郁症，但大部分研究关注的重点是在中国文化影响下，中国人的抑郁症状有何特别之处，[①] 尚未有研究探讨中国的社会文化如何形塑老年人的患病经历以及如何诠释抑郁症。如上文所述，中国社会在近一百年经历了快速、复杂的社会变迁，公共卫生服务领域也经历了西方医学模式替代中国传统医学、公共精神卫生服务逐渐开始发展、人们对"抑郁症"和"老年人"的认知和态度发生深刻转变的过程。而老年抑郁症患者的患病历程与对疾病的解读也在剧烈的社会变迁当中发生变化，将个人的患病历程放置于社会

---

① Kleinman, A., "Neurasthenia and Depression: A Study of Somatization and Culture in China," *Culture, Medicine and Psychiatry* 6（1982）: 117 – 190; Kleinman, A., *Social Origins of Distress and Disease: Depression, Neurasthenia, and Pain in Modern China*（New Haven: Yale University Press, 1986）; Kleinman, A., "Culture and Depression," *New England Journal of Medicine* 351（2004）: 951 – 953; Lee, S., "Depression: Coming of Age in China," in Kleinman, A. et al., eds., *Deep China-The Moral Life of the Person: What Anthropology and Psychiatry Tell Us about China Today*（Berkeley: University of California Press, 2011）.

文化背景中来进行思考与解析，是一个十分有趣的课题，但目前还未得到学者的关注。大部分学者主要聚焦于检验西方的干预方法是否对中国老年抑郁症患者同样有效，但由于尚不清楚中国社会文化如何影响老年人的患病历程与疾病诠释，这些干预方法也就无法真正从中国老年人的需求出发，进行以人为本的服务。本研究的开展正是为了弥补这一知识的空缺，从而更好地帮助发展适合中国老年人的干预与服务。

最后，本研究也关注老年抑郁症患者患病历程与疾病解读的性别差异。男性与女性老年人在抑郁症的发作与症状的表达上存在性别差异是前人研究的共识。有很多研究聚焦于这些性别差异产生的原因，比如女性的从属地位[1]、性别的刻板印象[2]、男女情绪表达方式的差异[3]等，认为性别差异导致男性与女性在患抑郁症后会面临不同的困难与挑战。但是性别差异深受文化影响，在中国社会文化中，老年人关于抑郁症的经验与解读是否具有性别差异仍未可知。因此，本研究将从性别视角出发，了解男性和女性老年人的患病历程，了解在中国社会中的性别论述是否会影响老年患者对抑郁症的解读。

从实务的角度来说，目前针对老年抑郁的心理社会干预模式（比如Thompson 等的认知行为疗法[4]）被大量证实对疾病的缓解有显著作用，但这些发展于西方社会、植根于实证主义哲学思想且为专家主导的干预模式，很难完全满足中国老年人的需求。探索与发展基于我国老年抑郁症患者主观经验的、源自我国社会文化的服务具有两个重要意义：第一，在服务与治疗中，弥补专家主导的干预与老年人需求间的鸿沟，真正做到以人为本；第二，在精神卫生服务中形成具有文化敏感性的干预方式，真正符合我国老年抑郁症患者的需求。

---

[1] Ussher, J. M., *The Madness of Women*: Myth and Experience (London: Routledge, 2011).

[2] Apesoa-Varano, E. C. et al., "Shards of Sorrow: Older Men's Accounts of Their Depression Experience," *Social Science & Medicine* 124 (2015): 1 – 8.

[3] Emslie, C. et al., "Men's Accounts of Depression: Reconstructing or Resisting Hegemonic Masculinity?," *Social Science & Medicine* 62 (2006): 2246 – 2257.

[4] Thompson, L. W. et al., *Cognitive-Behavioral Therapy for Late Life Depression: A Therapist Manual* (Palo Alto, CA: Older Adult and Family Center, Veterans Affairs Palo Alto Health Care System, 1995).

第一章　老年抑郁相关研究回顾

一　抑郁症的理论视角

这一部分将详细介绍抑郁症的定义以及三种主流的探索抑郁症成因与机制、治疗与干预的理论视角——生物学视角、心理学视角及社会学视角。

（一）抑郁症的定义

三位杰出的学者埃米尔·克雷佩林（Emil Kraepelin）、西蒙·弗洛伊德（Sigmund Freud）和阿道夫·梅耶（Adolf Meyer）对抑郁症的定义与相关理论有着深远的影响。

埃米尔·克雷佩林（1856～1926 年），因将精神症状归类并创立了精神疾病的分类与诊断系统而被誉为"现代精神病学之父"。克雷佩林认为，躁狂（mania）和忧郁（melancholia）都处于同一种精神疾病的谱系中，谱系的一端是躁狂、兴奋，另一端就是忧郁、低沉。他将忧郁状态描述为呆滞，对外部环境表现出退缩、没有兴致，常感觉疲惫，记忆力衰退。患者常常只能看到生活的消极面，还常具有自杀的可能性。克雷佩林对于忧郁症状的描述成为后来抑郁障碍的诊断标准，且沿用至今。对于抑郁症的成因，克雷佩林认为生物内部因素，而非诸如爱人死亡之类的外部事件，才是抑郁产生的原因。他将抑郁症归因于遗传因素，并且认为女性比男性更具有这种生物易感性。

西蒙·弗洛伊德（1856～1939 年）将忧郁（melancholia）定义为对童

年丧失的无意识的回应。① 他开始使用"抑郁"（depression）这个词来描述这一疾病。他认为抑郁症是心理因素导致的，它是人们将压抑的愤怒指向自己后的结果，而生理疾病或损伤并不是抑郁症发病的必要因素。弗洛伊德强调抑郁症发生的心理因素，他认为无意识的内驱力、隐藏的渴望以及内心的冲突才是抑郁症的病因。他认为当人们有心理冲突的时候，就会将力比多转换为抑郁情绪。② 弗洛伊德的追随者们认为抑郁症是个体将童年时期对重要客体的愤怒转换为对自己的愤怒的结果，在这个过程中，个体会感到明显的忧伤、缺乏快感和兴致黯然。

阿道夫·梅耶（1866～1950 年）认为抑郁症和其他精神疾病一样，"是一种个体错误的应对方式，一种个体在某些情境中采用的不充分的、保护性的、逃避性的、受损的应对方式"。在梅耶看来，抑郁是一种对情境的反应方式，抑郁的决定因素就是个体日常活动，精神科医生首要关注的就应该是患者的"生活场景"，而不是生物学的神经问题。治疗的目标应该是将患者不适应的应对方式替换为合适的适应方式。

弗洛伊德和梅耶对于抑郁症的解释，即个体对环境所做出的应对方式构成了《美国精神疾病诊断与统计手册》第一版（DSM-Ⅰ，1952）和第二版（DSM-Ⅱ，1968）抑郁症的诊断标准。心境障碍（affective disorders）的分类标准是基于神经质对精神病性、反应性对内源性来制定的。根据DSM-Ⅰ，抑郁症被定义为个体将对丧失的焦虑转换为对自我的攻击，这个过程是在无意识中发生的。③ DSM-Ⅱ则将反应性抑郁症（非精神病性）定义为"个体应对内心冲突，或者面对重大生活事件（比如丧亲、丧失珍贵财物等）的过度的应对方式"④。

很明显，前两版的《美国精神疾病诊断与统计手册》对抑郁症的定义

---

① Freud，S.，*Mourning and Melancholia Collected Works*（Vol. 14）（London：Hogarth Press，1917），pp. 243 – 258.

② Lawlor，C.，*From Melancholia to Prozac*（New York：Oxford University Press，2012）.

③ American Psychiatric Association，*Diagnostic and Statistical Manual of Mental Disorders*（Washington，DC：APA，1952）.

④ America Psychiatric Association，*Diagnostic and Statistical Manual of Mental Disorders*（the second edition）（Washington，DC：APA，1968）.

深受 20 世纪 20 年代到 50 年代弗洛伊德和梅耶理论的影响，比起具体的症状，它们更强调抑郁背后的心理动力因素。但到了 1980 年制定的第三版《美国精神疾病诊断与统计手册》（DSM-Ⅲ），抑郁症的诊断发生了根本性的转变，因为在这一时期，精神病医生与研究者跟随克雷佩林的生物学传统，重新制定了诊断手册，DSM-Ⅲ 也成为美国精神病学会（APA）的第一本官方精神疾病分类与诊断手册。

在 DSM-Ⅲ 中，"重性抑郁发作阶段"（Major Depressive Episode）被第一次命名。重性抑郁发作指"一种忧郁的情绪，常表现为抑郁，以及对常参与活动的快感与兴趣的丧失。这种障碍是长期的、相对持久的，并伴随其他的抑郁症状，这些症状包括食欲减退、体重变化、睡眠障碍、精神活动激越或迟滞、精力降低、无价值感与自罪感、难以集中注意力和思维、有自杀的想法或企图"①，当每天的大部分时间至少具有以上症状中的四种，并且持续两周，就可以诊断为重性抑郁发作。如果重性抑郁发作过一次或多次，且没有躁狂或双相情感障碍的疾病史，则可被诊断为患有重性抑郁症。除了使用症状的集合来定义抑郁症，DSM-Ⅲ 还有一个特别之处，它开始将传统的忧郁症的概念转向抑郁症，重要的一环就是将焦虑排除在外，只描述纯粹的抑郁症状。"恐惧和忧伤"自希波克拉底时期开始就一直是抑郁的两个重要元素，也是心理动力学对抑郁的重要观点，到了 DSM-Ⅲ，"恐惧"就被从重性抑郁症中分离出去。

DSM-Ⅲ 对抑郁症的定义是基于症状而非病理学的，环境因素（除了丧亲）没有被诊断系统所考量。这样，诊断标准就无法区分正常的哀伤和病理学的抑郁。"重性抑郁"这个诊断在 DSM-Ⅲ 和 DSM-Ⅳ 里都被归类在心境障碍里面，到第五版《美国精神疾病诊断与统计手册》（DSM-5）时，"重性抑郁"这个诊断被归类于"抑郁障碍"。即便如此，对于抑郁核心症状的描述、持续两周的时间要求以及临床的痛苦与社会功能的受损一直没有改变过。DSM-5 中关于重性抑郁发作的诊断标准见表 1-1。需要注意的是，在 DSM-Ⅳ 里，关于重性抑郁发作有一条排除标准，即在至亲死亡后两

---

① American Psychiatric Association, *Diagnostic and Statistical Manual of Mental Disorder*s（the third edition）（Washington, DC：APA, 1980）.

个月内的抑郁症状，但是，这条诊断标准在 DSM-5 中被删除了。根据 DSM-5，哀伤被认定为一种严重的心理社会压力事件，它可能会使脆弱个体的重性抑郁发作。于是在 DSM-5 关于重性抑郁发作的诊断标准的脚注处，哀伤和重性抑郁的区别被详细的描述，这也是 DSM-Ⅳ 与其他几版的区别之一。

表 1 – 1　DSM-5 中重性抑郁发作的诊断标准

诊断标准	
A.	具有以下 5 项及以上症状，并持续两周，社会功能受到明显影响；至少满足 1 项核心症状，即抑郁心境、兴趣或快感丧失。 注：这些症状不能归因于其他躯体疾病。 1. 几乎每天大部分时间都心境抑郁，既可以来自其主观报告（例如，感到悲伤、空虚、绝望），也可以来自他人观察（例如，常流泪）（注：儿童青少年有可能表现为情绪易激惹）。 2. 几乎每天或每天的大部分时间，对于所有或几乎所有活动表现出兴趣或快感的明显减少（既可以来自主观报告，也可以来自他人观察）。 3. 在未节食的情况下体重明显减轻，或明显增加（例如，一个月内体重变化超过原体重的 5%），或几乎每天食欲都减退或增加（注：儿童有可能表现为体重增速不达标）。 4. 几乎每天都失眠或睡眠过多。 5. 几乎每天都精神运动激越或迟滞（来自他人观察，而不仅仅是主观体验到的坐立不安或行动迟缓）。 6. 几乎每天都疲惫或精力不足。 7. 几乎每天都感到自己毫无价值，或感到过度且不恰当的内疚（达到妄想的程度，而不仅仅是因为患病而自责或内疚）。 8. 几乎每天都存在思考能力减退或注意力集中困难或无法做决定（既可以来自主观报告，也可以来自他人观察）。 9. 反复出现死亡的想法（而不仅仅是恐惧死亡），反复出现没有具体计划的自杀想法，或有自杀企图，或有实施自杀的具体计划
B.	这些症状引起临床显著的痛苦，或导致社交、职业或其他重要社会功能方面的受损
C.	这些症状不能归因于由药物或者躯体疾病带来的生理反应
注：诊断标准 A 到 C，构成了一次重性抑郁发作。对于重大丧失（例如，丧亲、经济破产、自然灾害造成的损失、严重躯体疾病或残疾）的反应，可能包括诊断标准 A 所列出的症状，包括强烈的悲伤、对丧失事件的反刍、失眠、食欲下降、体重减轻，这些症状与重性抑郁发作类似。尽管此类症状对于丧失来说是可以理解的、适切的，但除了对于重大丧失的正常反应，也应该仔细考虑是否还有重性抑郁发作的可能。这必须基于个人生活史和与丧失和表达痛苦有关的文化来做出临床判断	
D.	这种重性抑郁发作不能被分裂型情感障碍、精神分裂症、分裂样精神障碍、妄想障碍或其他特定和非特定精神分裂症谱系障碍和其他精神病性障碍来解释
E.	从未有过躁狂发作或轻躁狂发作。 注：如果所有躁狂发作或轻躁狂发作是由物质滥用或其他躯体疾病导致的，则此排除项不适用

资料来源：DSM-5，pp. 160 – 161。

和 DSM 系统类似，由世界卫生组织（WHO）发布的《国际疾病分类手册》（第十版）（ICD-10）也是一部在国际上被广泛使用的疾病诊断手册，它对于核心抑郁症状的描述为"抑郁情绪，兴趣与快感的丧失，以及精力减退以至于疲惫感明显增加且活动参与度明显降低"，对于一般抑郁症状的描述包括"注意力减退；自尊和自信心减少；自罪且有无价值感，对未来感到悲观；具有自我伤害或自杀的想法或行动；睡眠障碍；食欲减退"①。除了制定抑郁发作的诊断标准之外，ICD-10 还对其做了轻度、中度和重度的划分。轻度抑郁发作被定义为至少满足两项核心症状与两项一般症状；中度抑郁发作为至少满足两项核心症状和三项（最好四项）一般症状；重度抑郁发作为满足三项核心症状和至少四项一般症状。对抑郁发作的时间界定同样为至少两周。不同于 DSM-Ⅳ 和 DSM-5 的是，ICD-10 将抑郁障碍定义为多次抑郁发作，并且它将抑郁发作分为伴随与不伴随躯体症状、具有或不具有精神病性症状的类型，也定义了多次发作的抑郁障碍。

深受 ICD-10 和 DSM-Ⅳ 的影响，中华医学会精神科分会制定和发布了《中国精神障碍分类与诊断标准》（CCMD-3）。CCMD-3 将抑郁发作定义为"以心境低落为主，与其处境不相称，可以从闷闷不乐到悲痛欲绝，甚至发生木僵。严重者可出现幻觉、妄想等精神性症状"。诊断标准为"以心境低落为主，并至少有下列 4 项：①兴趣丧失、无愉快感；②精力减退或疲惫感；③精神运动性迟滞或激越；④自我评价过低、自责，或有内疚感；⑤联想困难或自觉思考能力下降；⑥反复出现相似的念头或有自杀、自伤行为；⑦睡眠障碍，如失眠、早醒，或睡眠过多；⑧食欲降低或体重明显减轻；⑨性欲减退"。和 ICD-10 一样，CCMD-3 也将抑郁症分为有无精神病性症状的抑郁症、复发性抑郁症等。但不同于 ICD-10 的是，CC-MD-3 对抑郁发作严重程度的划分是根据其对社会功能的影响程度来做界定的，那些达到抑郁发作诊断标准但是社会功能受损不大的患者被诊断为轻度抑郁发作。在 2010 年以前，CCMD-3 在我国得到广泛使用。但由

---

① WHO, *The Tenth Revision of International Classification of Diseases* (Geneva: World Health Organization, 1992).

于它和 ICD-10 区别不大，也由于对标国际的需要，这个诊断手册现在已不再使用。而 ICD-10 成为我国目前在医疗机构中官方唯一准用的精神疾病诊断手册。

当然，"抑郁"（depression）这个词不单指被精神科医生根据诊断手册所诊断的抑郁症，在大部分研究以及理论当中，"抑郁"常指有明显的抑郁症状，意思是通过具有合格信效度的量表所测量出的抑郁症状。常用的抑郁量表包括《流调中心抑郁量表》（CES-D）、《抑郁自评量表》（SDS）、《贝克抑郁量表》（BDI）、《患者健康量表》（PHQ-9）、《老年抑郁量表》（GDS）等。

总的来说，抑郁是指一系列的症状，包括抑郁情绪、兴趣和快感降低、疲惫感和精力不足、精神运动激越或迟滞、无价值感或自罪感、思考能力和注意力减弱、自伤或自杀想法及行动、睡眠障碍、食欲下降。如果这些症状造成明显的、具有临床意义的痛苦，或者造成社会功能的受损，并且达到了 ICD-10 或 DSM-5 关于抑郁障碍的诊断标准，则会被诊断为抑郁症；如果症状达到了量表的临界值，则会被认为是具有临床意义的、明显的抑郁症状。那如果这样明显的抑郁症状或抑郁症的诊断发生在 60 岁及以上的老年人身上，那就被定义为"老年抑郁"。本书关注已被诊断为抑郁症的老年人，因此书中"老年抑郁"指老年期有抑郁症诊断。

由于老年抑郁常和身体疾病共病，会带来老年人明显的失能、生活质量明显下降，甚至引发自杀的风险，老年抑郁受到全球学者的关注，很多理论由此发展出来以解释这一现象，并为治疗和服务该人群提供指导和建议。这些理论视角可以划分为生物学视角、心理学视角和基于实证主义的社会学视角。这些理论的发展对认识和治疗老年抑郁做出了巨大的贡献，也成为当今社会认识和服务老年抑郁的主流理论模型。

（二）抑郁症与老年抑郁的生物学视角

从生物学的视角看，老年抑郁是由人体的器官或组织病变所导致的。这些器官和组织包括神经递质、基因、脑结构、免疫系统和心血管。

20世纪后五十年，大量研究开始关注神经递质与抑郁症的关系。这些研究指出缺乏5－羟色胺①、肾上腺素②以及多巴胺③会导致抑郁症。这些研究直接推动了20世纪50年代和60年代单胺氧化酶抑制剂（MAOI）利血平片以及三环类药物（TCAs）的问世与使用，也带来了70年代中期5－羟色胺再摄取抑制剂（SSRIs）的问世，而SSRIs（包括氟西汀、帕罗西汀、舍曲林、氟伏沙明、西酞普兰、艾司西酞普兰）也成为当今世界上使用最广的抗抑郁药物。

基因也是生物学视角关注的一个热点。大量研究指出抑郁症患者包括老年患者的某些基因位点存在异常，从而导致疾病的发生，④有学者甚至认为抑郁症是一种遗传病。⑤而这一观点也被许多双生子研究和家族研究所支持。⑥随着生物技术的发展，越来越多和抑郁症相关的基因位点被科学家锁定，比如5－羟色胺转运体基因启动子区多态性、精氨酸加压素受体1B、脑源性神经营养因子、大麻素受体1等。⑦

从脑结构来看，脑功能核磁共振影像（fMRI）显示，海马体、尾状核、肾上腺、前额叶、颞叶体积的减小，垂体容积增加都和抑郁的发生有关。⑧

此外，内分泌系统异常也是抑郁症病因研究的一个议题。有研究显

---

① Coppen, A., "The Biochemistry of Affective Disorders," *The British Journal of Psychiatry* 113 (1967): 1237 – 1264.

② Schildkraut, J. J., "The Catecholamine Hypothesis of Affective Disorders: A Review of Supporting Evidence," *American Journal of Psychiatry* 122 (1965): 509 – 522.

③ Dunlop, B. W., and Nemeroff, C. B., "The Role of Dopamine in the Pathophysiology of Depression," *Archives of General Psychiatry* 64 (2007): 327 – 337.

④ Mandelli, L., and Serretti, A., "Gene Environment Interaction Studies in Depression and Suicidal Behavior: An Update," *Neuroscience & Biobehavioral Reviews* 37 (2013): 2375 – 2397.

⑤ McGuffin, P., and Katz, R., *Nature, Nurture and Affective: Disorder The Biology of Affective Disorders* (London: Gaskell Press, 1986).

⑥ McGuffin, P. et al., "The Heritability of Bipolar Affective Disorder and the Genetic Relationship to Unipolar Depression," *Archives of General Psychiatry* 60 (2003): 497 – 502.

⑦ Saveanu, R. V., and Nemeroff, C. B., "Etiology of Depression: Genetic and Environmental Factors," *Psychiatr Clin North Am* 35 (2012): 51 – 71.

⑧ Sexton, C. E. et al., "Systematic Review and Meta-Analysis of Magnetic Resonance Imaging Studies in Late Life Depression," *American Journal of Geriatric Psychiatry* 21 (2013): 184 – 195.

示，皮质醇和 HPA 轴（下丘脑－垂体－肾上腺轴）其他荷尔蒙的过度分泌在抑郁症的发作中起到显著的作用。[1] 也有研究认为重性抑郁是免疫系统过度活跃的一个结果，也可以说是一种发炎反应。[2] 于是地塞米松抑制测试（观察皮质醇的变化）就被用来辅助诊断抑郁症。也正因如此，研究者建议精神科医生去评估抑郁症患者的免疫系统，抗炎治疗也被用于缓解抑郁症状，而促炎治疗的副作用——抑郁症状也需要得到临床医生的关注。

对于老年期的抑郁症，除了神经递质的异常，脑结构的改变和心血管疾病也是研究者和临床工作者常讨论的议题。一些研究认为，额叶皮质下及边缘系统的灰质、眼窝前额皮质、壳核和丘脑容积减少等是老年抑郁发作的重要病因。也有研究认为高血压是老年抑郁的危险因素。[3]由于病理机制的不同，心血管抑郁症也被一些学者认为是老年抑郁的一种亚型。[4]

和针对年轻抑郁症患者的治疗类似，对于老年患者，服用抗抑郁药也是主要的治疗方法。一些研究比较了 TCAs 和 SSRIs 对老年患者的治疗效果后发现，两类药物疗效无显著差异。[5] 电休克疗法（ECT）也是治疗老年抑郁的一种方法，特别是在患者有强烈的自杀意愿、药物治疗效果不明显或者患者对药物副作用不耐受的情况下使用。有研究者认为，ECT 对老年抑郁症患者常有不错的短期效果，副反应也较少。[6] 药物治疗老年抑郁的主要挑战在于药物副作用带来的风险、药物相互间的反应以及较低的治疗

① Cowen, P. J., "Not Fade away: The HPA Axis and Depression," *Psychol Med* 40 (2010): 1-4.

② Dantzer, R. et al., "Mechanisms of the Behavioral Effects of Cytokines," in Dantzer, R. et al., eds., *Cytokines, Stress and Depression* (New York: Kluwer Academic/Plenum, 1999), pp. 83-105.

③ Taylor, W. D. et al., "The Vascular Depression Hypothesis: Mechanisms Linking Vascular Disease with Depression," *Mol Psychiatry* 18 (2013): 963-974.

④ Sneed, J. R. et al., "The Vascular Depression Subtype: Evidence of Internal Validity," *Biological Psychiatry* 64 (2008): 491-497.

⑤ Mulsant, B. H. et al., "A Twelve-Week, Double-Blind, Randomized Comparison of Nortriptyline and Paroxetine in Older Depressed Inpatients and Outpatients," *Am J Geriatr Psychiatry* 9 (2001): 406-414.

⑥ Sackeim, H. A., "Continuation Therapy Following ECT: Directions for Future Research," *Psychopharmacol Bull* 30 (1994): 501-521.

依从性。[①] 在此情况下，心理治疗也成为干预老年抑郁的一种重要方式。

（三）抑郁症与老年抑郁的心理学视角

从心理学视角来看，老年抑郁来自心理和行为问题，比如童年经历对人格的影响、不合理的思维方式、非功能化的行为模式，缺乏存在的意义等。影响最深远的理论流派包括心理动力学、认知理论、行为主义理论和存在主义理论。

1. 心理动力学对抑郁和老年抑郁的解释

心理动力学认为抑郁症来自个体童年期的丧失体验，最有名的著作就是弗洛伊德的《哀伤与忧郁》（*Mourning and Melancholia Collected Works*）。[②] 弗洛伊德认为，抑郁是个体自我攻击的一种方式，个体会将被重要他人抛弃的经验转化为对自我的攻击，从而产生低自尊、抑郁情绪，甚至自伤和自杀行为。[③] 在弗洛伊德理论的基础上，鲍尔比进一步指出，不仅是面对真实的丧失或被抛弃，无助也会带来抑郁。[④] 鲍尔比认为，丧失是一种不可逆的分离体验，它会带来对逝者的绝望、无助和低自尊，这种与照顾者分离的痛苦会被自罪、空虚、无价值感这些自我攻击的方式所替代。

从精神分析或心理动力学的理论来看，对于抑郁症患者的干预应该聚焦于童年经历，应该去处理那些被压抑的情感，在与治疗师接触的过程中帮助患者建立新的、安全的依恋模式，用成熟的防御机制去代替那些非适应性的、不成熟的防御机制。心理动力学对于抑郁症的治疗效果得到了许多研究的支持，[⑤] 它也被全世界的医院、诊所和心理咨询中心

---

① Zisook, S., and Downs, N. S., "Diagnosis and Treatment of Depression in Late Life," *The Journal of Clinical Psychiatry* 59 (1998): 478 – 491.

② Freud, S., *Mourning and Melancholia Collected Works* (Vol. 14) (London: Hogarth Press, 1917), pp. 243 – 258.

③ Holmes, J., "An Attachment Model of Depression: Integrating Findings from the Mood Disorder Laboratory," *Psychiatry* 76 (2013), : 68 – 86.

④ Bowlby, J., *Loss: Sadness and Depression* (London: Hogarth, 1980).

⑤ O'Neal, P. et al., "A Review of the Efficacy and Effectiveness of Cognitive-Behavior Therapy and Short-Term Psychodynamic Therapy in the Treatment of Major Depression: Implications for Mental Health Social Work Practice," *Australian Social Work* 67 (2014): 197 – 213.

广泛使用。

对于老年人，丧失不再是一段特殊的经验，更是衰老的一部分。抑郁在一些心理动力学的理论中甚至被认为是老年人面对丧失的一种普遍结果。① 心理动力学认为，疾病、退休、人际关系丧失等事件会让老年人体验到自我的不确定性和明显的消极情绪，当老年人内化了这些情绪并把对自我价值的评判建立在职业的成功或者躯体的健康这些标准之上时，则很可能会变得抑郁。②

事实上，弗洛伊德对于使用精神分析来治疗 50 岁以上的抑郁症患者是持悲观态度的，③ 但无论是从临床上还是从实证研究的结果来看，心理动力学治疗被证实能有效地治疗老年抑郁，甚至有的研究者认为这种强调自我探索的治疗尤其适合老年患者。④

2. 认知理论对抑郁和老年抑郁的解释

认知行为疗法由美国心理学家贝克创立。该疗法认为不合理的想法，尤其是对于世界（例如，"世界是不公平的"）、自我（例如，"我没有价值"）和将来（例如，"未来没有希望"）的消极的看法导致个体产生诸如悲伤、自罪自责、无价值感等抑郁情绪，和精力不足、疲惫等生理感受，以及回避、退缩、精神活动迟滞等消极行为模式，而负面情绪和行为又进一步强化消极认知，从而形成了恶性循环和非功能的行为模式。⑤

基于此，心理治疗的重点就是帮助患者找到那些引发抑郁症状的不合理认知，将其调整为符合现实的想法。目前，使用认知行为疗法来减轻抑郁症状得到了大量实证研究的支持，也被广泛地运用在临床工作中。

---

① Newton, N. A. et al., "Psychodynamic Therapy with the Aged: A Review," *Clinical Gerontologist* 5 (1986): 205 – 229.

② Aziz, R., and Steffens, D. C., "What are the Causes of Late Life Depression?," *Psychiatric Clinics of North America* 36 (2013): 497 – 516.

③ Knight, B. et al., "Psychotherapy with the Elderly," in Freedheim, D. K., ed., *The History of Psychotherapy* (Washington, DC: American Psychological Association, 1992), pp. 528 – 551.

④ Karel, M. J., and Hinrichsen, G., "Treatment of Depression in Late Life: Psychotherapeutic Interventions," *Clinical Psychology Review* 20 (2000): 707 – 729.

⑤ Beck, A. T., *Depression: Clinical, Experimental, and Theoretical Aspects* (Vol. 32) (University of Pennsylvania Press, 1967).

Laidlaw 等将贝克的认知行为疗法针对老年人群进行了补充与调整。他们指出老年人的消极认知模式包括五个部分：同辈信念，角色转化，健康状况，社会文化背景，跨代链接。[1] 于是在针对老年抑郁进行认知治疗时要进行五个操作：去解决老年患者关于身体逐渐衰弱的认知问题；去改变他们以及他们的家人认为身体问题必然导致抑郁症的不合理认知；去帮助老年患者调整对未来的期望，并帮助他们发掘合适的活动；去帮助他们看到自身具有的选择，从而降低他们的无价值感；去帮助他们看到自己能为他人做出的贡献，从而降低他们对于成为他人负担的恐惧。这种治疗模型也被实证研究证实能够有效减轻老年人的抑郁症状。[2]

3. 行为主义理论对抑郁和老年抑郁的解释

行为主义者认为抑郁是个体学习到不管自己如何努力，他们的行为都与外部世界的回应无关，即个体不管做什么都无法改变外部世界，这样，他们便有了不可控预期，也就是习得性无助，在此情况下，个体就会产生失控、无助、绝望的感觉。[3]

基于此，行为治疗强调行动与情绪之间的关系，它认为，如果要改变患者的行为，就要让抑郁症患者参与到感兴趣的活动中，减少接触那些令他感到不快的活动，同时也要改变他们的社交技能、问题解决能力，使行为和正性的结果之间建立正强化，这样就可以让患者体会到积极的情绪，建立可控感和自信。换言之，人们需要意识到他们有能力改变情境，这样他们才能体会到正性情绪并建立自信。

对于老年人，行为主义认为，老年抑郁是老年人意识到他们无法改变丧失、身体衰弱和外部环境，这样他们就无法获得快乐，在这样的情况下，他们变得习得性无助。于是，治疗师需要帮助老年人选择那些老

① Laidlaw, K. et al., "Comprehensive Conceptualization of Cognitive Behavior Therapy for Late Life Depression," *Behavioral and Cognitive Psychotherapy* 32 (2004): 389 - 399.

② Rybarczyk, B. et al., "Applying Cognitive-Behavioral Psychotherapy to the Chronically Ill Elderly: Treatment Issues and Case Illustration," *Int Psychogeriatr* 4 (1992): 127 - 140.

③ Seligman, M. E. P., "Depression and Learned Helplessness," in Friedman, R., and Katz, M. M., eds., *The Psychology of Depressions: Contemporary Theory and Research* (Washington, DC: Winston-Wiley, 1974), pp. 83 - 113.

年人能够参与的、有趣的活动或者社会交往，让他们分步骤、按一定方法实现目标，这样有助于老年人建立控制感，从而体验到积极情绪并建立自信。[①] 在临床实践中，行为疗法常和认知疗法一同使用，即认知行为疗法（CBT），其对于老年抑郁的疗效得到了大量实证研究的证实。[②]

（四）抑郁症与老年抑郁的社会学视角

生物学和心理学的视角都将老年人的抑郁归因于其自身的问题，与之不同的是，基于实证主义的社会学视角认为抑郁的产生来自外部的社会因素，这些因素包括微观社会因素和宏观社会因素。从微观层面来看，老年人由于缺乏社会支持而陷入抑郁；从宏观层面来看，较低的社会经济地位、不健康的居住环境导致了抑郁的发生。

1. 社会支持与抑郁及老年抑郁

很多研究者指出，低社会支持是抑郁产生的重要原因，基于此，有许多模型发展出来解释这一观点。主效应模型认为，缺少良性的社会交往会直接导致抑郁产生。即便没有生活压力事件的发生，社会支持本身就能使人有积极的情绪感受，能够给人以可控感、稳定感，能让人获得对自我价值的认同感。[③] 而缓冲模型则认为，社会支持帮助缓冲了生活压力事件对个体造成的不良影响，在压力事件到来时，社会支持能够减少压力对人的影响，从而降低个体的负性体验。

社会支持是一个多维度概念，包括社交网络大小、社交网络组成、社交频率、社交满意度、社会支持类型、亲密度、助人等维度。由于老年人的社会支持总体上下降，很多研究对其与老年抑郁的关系进行探讨。比如，针对社交网络大小和组成，多项研究指出，老年人若没有伴侣、

---

① Gallagher, D., and Thompson, L. W., *Depression in the Elderly: A Behavioral Treatment Manual* (Los Angeles: University of Southern California Press, 1981).

② Zhang, Z. et al., "The Effect of CBT and Its Modifications for Relapse Prevention in Major Depressive Disorder: A Systematic Review and Meta-Analysis," *BMC Psychiatry* 18 (2018): 50.

③ Cohen, S., and Wills, T. A., "Stress, Social Support, and the Buffering Hypothesis," *Psychol Bull* 98 (1985): 310 - 357.

子女、亲戚或朋友，则更容易患抑郁症。[1] 针对社交频率和社交满意度，研究指出老年人接触他人的频率越高、满足度越高，则越不容易罹患抑郁症。[5]针对社会支持类型，有的研究认为无论是工具性社会支持（比如钱物等）还是情感性社会支持都能降低老年人抑郁的风险；[2] 但有的研究则认为，工具性社会支持会削弱老年人的自尊，从而增加抑郁的风险。[3] 和家人的亲密度也与抑郁程度有关，有研究指出，中国老年人如果和自己的已婚儿子居住在一起，可以降低抑郁的风险。老年人的利他行为（比如做志愿者）也被证明有助于降低老年人抑郁的风险。这些社会支持相关研究提示，从老年人的家庭、所居住社区，乃至这个社会多维度加强老年人的社会支持，可以帮助预防和降低老年人患抑郁症的风险。

2. 社会经济地位与抑郁及老年抑郁

研究者们一致认为较低的社会经济地位（包括较低的收入和受教育程度、较差的职业）是造成抑郁（包括老年抑郁）的危险因素。因为处于低社会经济地位的个体，更容易经历压力事件，社会支持网络也较弱，也相对较容易采用较差的应对方式，这些都让个体更易罹患抑郁症。这一观点被很多横向研究和纵向研究所支持。[4] 当然也有一些研究认为，社会经济地位与抑郁的关系较为复杂，在父母的社会经济地位、孩子的社会经济地位与孩子早期和晚期的抑郁症状间存在交互作用。[5] 一些研究者特别指出，

---

[1] Chao, S. F., "Assessing Social Support and Depressive Symptoms in Older Chinese Adults: A Longitudinal Perspective," *Aging Mental Health* 15 (2011): 765 - 774；冀云、孙鹃娟：《中国老年人居住方式、代际支持对抑郁的影响》，《宁夏社会科学》2018 年第 6 期，第 152 ~ 160 页。

[2] Chao, S. F., "Assessing Social Support and Depressive Symptoms in Older Chinese Adults: A Longitudinal Perspective," *Aging Mental Health* 15 (2011): 765 - 774.

[3] Gleason, M. E. et al., "Receiving Support as A Mixed Blessing: Evidence for Dual Effects of Support on Psychological Outcomes," *Journal of Personality and Social Psychology* 94 (2008): 824 - 838.

[4] Lorant, V. et al., "Depression and Socio-Economic Risk Factors: 7-Year Longitudinal Population Study," *Br J Psychiatry* 190 (2007): 293 - 298.

[5] Eaton, W. W. et al., "Socioeconomic Status and Depressive Syndrome: The Role of Inter-and Intra-Generational Mobility, Government Assistance, and Work Environment," *Journal of Health and Social Behavior* 42 (2001): 277 - 294.

抑郁与收入不平等、收入波动性、工作环境都显著相关。① 这些研究建议，如果要预防抑郁，政府必须承担起提升人民受教育程度、建立公平安全的工作环境、推动相关法律保障人民权利的责任。

3. 居住环境与抑郁及老年抑郁

研究认为更好的居住环境，例如更优的社区经济条件、更完善的公共设施（如建筑环境、娱乐设施）、更好的服务（如医疗相关服务）、更佳的社会资本（如社会信任、居民参与度）、更少的社会暴力等都能够预防和减少老年抑郁的发生。② 研究者认为，当这些社会环境因素有利时，它们能够成为老年人应对压力事件的缓冲区，从而保护个体免受抑郁困扰；而当社会环境因素不利时，它们会成为压力源，导致老年抑郁的发生。③ 因此，这些研究建议，政府应该打造一个宜居的、有着良好教育和医疗资源的生存环境。

二　后现代主义对抑郁症的解释

就像前文所述那样，如今对"抑郁"或者"抑郁症"的定义都是根据《美国精神疾病诊断与统计手册》或者《国际疾病分类手册》做出的，而对于抑郁症的理论解释和干预方法也是基于三大理论视角发展而来的。虽然它们对于我们认识和治疗抑郁症做出了巨大的贡献，然而，随着后现代主义（postmodernism）思潮自 20 世纪 60 年代兴起，"以人为本"的理念被强调和发展，科学主义被批判，新的理解事物的思想——社会建构主义（social constructionism）被提出，这些基于科学主义（scientism）、实证主

---

① Messias, E. et al., "Economic Grand Rounds: Income Inequality and Depression Prevalence Across the United States: An Ecological Study," *Psychiatric Services* 62 (2011): 710 – 712.

② Li, L. W. et al., "Late Life Depression in Rural China: Do Village Infrastructure and Availability of Community Resources Matter?," *International Journal of Geriatric Psychiatry* 30 (2015): 729 – 736; Julien, D. et al., "Neighborhood Characteristics and Depressive Mood Among Older Adults: An Integrative Review," *International Psychogeriatric* 24 (2012): 1207 – 1225.

③ Mair, C. et al., "Are Neighborhood Characteristics Associated with Depressive Symptoms? A Review of Evidence," *J Epidemiol Community Health* 62 (2008): 940 – 946.

义（positivism）的主流理论视角的局限也被指出。①

从后现代主义的角度来看，这三大理论视角对老年抑郁的解释都存在局限和不足，这些局限和不足会导致针对老年抑郁症人群的研究、治疗和服务缺乏人性化，甚至会对这些人群造成二次伤害。

首先，它们都将"老年抑郁"看作一个固定的概念，然而，这一个概念在不同历史时期、在不同文化之下有着不同的定义和内涵。其次，这三大主流视角都将老年抑郁看作一系列症状的集合，都以解决"问题"、减轻"症状"为干预目的，特别是生物学视角的理论，然而，老年抑郁不仅是症状的表现，更关乎整个个体及其自我，对老年抑郁的探讨不能局限在其症状上，而要将整个人作为对象进行考虑。再次，这三大主流视角都忽视了知识（knowledge）和权力（power）的关系，在它们产生知识、对老年人进行指导的时候，它们也导致了专家和患者之间关系的不平等，无形间将老年人置于弱势的地位，削弱了老年人的权力。最后，这些视角都忽视了个体的自我与这些理论之间具有的互动关系。本部分将详细综述后现代主义对这些主流理论视角的驳斥及其对老年抑郁的解释。

（一）老年抑郁并非一个固定的概念——抑郁症的历史演变

三大主流理论视角在解释老年抑郁症时都将"抑郁"或者"抑郁症"看作一个固定的概念，也就是依据《美国精神疾病诊断与统计手册》（第5版）（DSM-5）或者《国际疾病分类手册》（第十版）（ICD-10）来定义抑郁症和抑郁症状，在此基础上对诱发老年抑郁的危险因素进行探索。但后现代主义认为，抑郁症并非是一个固定的概念，而是一个社会建构的概念。② 在不同的历史阶段、不同的文化、不同的国家中，"抑郁"或"抑郁症"被建构出了不同的含义。③

今天我们用来定义"抑郁"或"抑郁症"的 DSM-5 发展自 20 世纪 80

---

① Bulter, C., *Postmodernism*：*A Very Short Introduction*（New York：Oxford University Press, 2002）；Gergen, K. J., *An invitation to Social Construction*（3rd）（Los Angeles：SAGE, 2015）.

② Gergen, K. J., *An Invitation to Social Construction*（3rd）（Los Angeles：SAGE, 2015）；Foucault, M., *The History of Sexuality*：*An Introduction*（New York：Vintage Books, 1990）.

③ Lawlor, C., *From Melancholia to Prozac*（New York：Oxford University Press, 2012）.

年代的 DSM-Ⅲ，而手册对精神障碍的定义离不开当时的社会文化背景。在70 年代，由于医疗改革，美国人开始借助保险公司来支付治疗费用，这种支付方式要求精神科医生必须给出关于抑郁症清晰而确定的诊断，于是可操作化的诊断手册孕育而生。[①] 同时期，生物医学得到大力发展并成为主流治疗方法，百忧解和其他 SSRIs 药物被证实治疗抑郁症有效，这进一步将抑郁症建构为一种疾病。诊断手册对抑郁症的定义，也推动了相关制药行业的繁荣。比如说，药商通过媒体向公众大力鼓吹抑郁症的高患病率，不断强调抑郁症是一种生理疾病，以此提高抗抑郁药物的销售量。在 80 年代末期，抗抑郁药物的使用量激增，使用药物治疗抑郁症变得流行，在此背景下 DSM-Ⅲ成为精神科的圣经，而抑郁症则被建构为一种精神疾病。[②] 为了生产出更有效的药、促进销售，药商给关于抑郁症生理机制的学术研究注入基金；而为了获得更多科研经费，研究取向的精神病学家们也致力于将抑郁症定义为可测量的、可量化的研究对象。[③] 越多人被诊断为抑郁症，则研究经费和相应政策投向抑郁症的治疗就越具合理性和必要性。一些学者认为，药商给医学研究投入基金、推动抑郁症的筛查、游说政策决策者，是将抑郁症建构为 DSM-Ⅲ和随后版本手册定义的疾病的最主要的社会因素。除此之外，一些公益组织也推动了抑郁被建构为一种疾病。这些组织既为了避免民众歧视精神疾病患者，又为了鼓励更多患者去就医，竭力将抑郁描述为一种"生理疾病"或者"躯体疾病"，这种推动客观上将抑郁症正常化，一定程度上减轻了人们对这一疾病的污名化认识，但也将抑郁建构为一种疾病。总的来说，从后现代主义的角度看，抑郁症之所以被诊断系统如是定义，是在特定的历史背景下形成的，是在生物医学的发展、医疗保险的改革、药商的鼓吹、科研基金的需要、公益组织的宣传等社会背景下被建构出来的。

后现代主义还强调文化对于疾病的建构作用。抑郁是否被定义为疾病

---

① Horwitz, A. V., *Creating Mental Illness* (Chicago: University of Chicago Press, 2002).

② Hewitt, J. P. et al., *Is It Me or is It Prozac? Antidepressants and the Construction of Self* (Pathology and the Postmodern: Mental Illness as Discourse and Experience, 2000), pp. 163 – 185.

③ Horwitz, A. V., *Creating Mental Illness* (Chicago: University of Chicago Press, 2002).

或异常和特定的文化情境息息相关。有研究者指出，在一些文化里，"抑郁"（depression）这个词压根不存在。比如在 20 世纪 90 年代以前的中国，精神科医生广泛使用的诊断是"神经衰弱"，由于中国文化的影响，中国人对情绪的表达较为含蓄，甚至会压抑情感的表达，在此情况下，很多中国人表现出的是躯体症状而非情绪症状。

总之，后现代主义强调要解释特定的疾病，必须将其嵌入特定的历史、社会、文化背景中来研究，了解整个社会背景如何建构这种疾病，才能真正了解个体和疾病、个体和外在环境之间的互动。而主流的三大理论视角都忽略了抑郁症产生和发展的历史过程，都将其看作一个固定的概念，或者一个确定的知识，而这样的理解，抛离了更宏观的维度。比如，多项研究指出，在不同的文化社会背景下的老年人对于抑郁症有不一样的表达，甚至不同性别文化也会导致抑郁症不同的表达。[1] 如果将抑郁症看作一个固定的概念，则会忽略这些差异。同时，将老年抑郁看成一个固定的概念，将精神疾病诊断标准视为金标准，也忽视了对于"抑郁"多元化的、个性化的理解和解读。每个老年人对抑郁的独有的体验和解读，都应该被关注和重视，而非将其框在诊断手册当中进行解释，只有这样才能更深刻地了解老年抑郁，更人性化地服务于这些人群。后现代主义的代表人物福柯强调，所有关于抑郁症的官方知识都是一种论述，而不是真理。[2] 我们需要警惕的是，当话语重复了若干次，就会变成主流话语，而主流话语就会被公众当作真理来看待。[3] 后现代主义对于抑郁症定义的看法提醒我们，只有基于社会建构主义视角，将这些被视为"定理""公认标准"的定义放到宏观的历史、社会、文化背景和维度之下来看，才能对所谓的真理和论述进行批判性的思考，并看到它们对个体的影响。

---

① Apesoa-Varano, E. C. et al., "Shards of Sorrow: Older Men's Accounts of Their Depression Experience," *Social Science & Medicine* 124 (2015): 1–8.

② Foucault, M., *The History of Sexuality: An Introduction* (New York: Vintage Books, 1990).

③ 彼得·L. 伯格、托马斯·卢克曼：《现实的社会建构：知识社会学论纲》，吴肃然译，北京大学出版社，2019。

（二）老年抑郁并非一系列症状的集合——它关乎整个自我

后现代主义也批评这三大主流的实证主义视角，特别是生物学视角，认为它是一种削减主义（reductionism），将老年抑郁看作一系列症状的集合，于是干预的目标则在于减轻"症状"，或者解决"问题"。然而抑郁症关乎老年人的整个自我（a totality of self），是一个完整的人在一段困难的时期对疾病的整个自我体验和自我变化，因此治疗应该关注个体的自我，挖掘个体的潜能，注重个体的尊严，面向个体整体的发展。有曾罹患抑郁症的学者指出，在药物治疗和心理干预的过程中，只有生理问题、认知问题和行为问题得到关注，而她在整个患病过程中的主观体验都被忽视了，这种忽视带来的结果就是，那些深层次的痛苦、个体的价值、自主的选择等在治疗中得不到关照，这也让从根本上解决痛苦变得不可能。①

有学者因此而批评这些基于实证主义的视角，认为它们将抑郁症看作一系列症状的集合，就相当于将这种疾病当作一个客体或一个问题，和老年人真实的、丰富的生活剥离了开来。② 这就会带来一个问题，脱离了个体完整生活的关于抑郁症的知识，真的能反映抑郁症的本质吗？有学者指出，只有来自个人的经历、感受、体验的知识，才是具有说服力的知识，知识永远不能和情感分割开来。③ 更有学者指出，基于实证主义的三大主流理论视角将疾病客观化的做法，必然导致疾病和个体主观经验之间出现鸿沟，从而令我们无法真实地、全面地了解这种疾病。④

后现代主义对于抑郁症的看法提醒我们，仅把抑郁症视为一系列症状的集合是不够的，抑郁症关乎整个人的经历、感受等，在研究和治疗抑郁症的时候，我们需要带着"全人"的视角，只有这样才能真正了解抑郁

---

① Donahue, A. B., "Riding the Mental Health Pendulum: Mixed Messages in the Era of Neurobiology and Self-Help Movements," *Social Work* 45 (2000): 427 – 438.

② Stoppard, J. M., *Understanding Depression: Feminist Social Constructionist Approaches* (London: Routledge, 2000).

③ Collins, P. H., *Black Feminist Thought: Knowledge, Consciousness and the Politics of Empowerment* (Boston: Unwin Hyman, 1990).

④ Rowe, D., *Depression* (2nd ed.) (New York: Routledge, 1996).

症，才能真正为患者提供符合他们需求的服务。

（三）关注不平等权利

从后现代主义的视角看，关于老年抑郁的三大主流理论视角都是专家驱动或专家主导的解释，这会带来至少两个问题。首先，专家驱动的解释和老人们对抑郁的体验之间可能存在鸿沟。其次，专家驱动的解释会造成专家和患者之间地位的不平等。后现代主义尤其关注不平等权力的产生及其对患者造成的不良影响。后现代主义认为，在三大主流理论视角的发展和建立中，专家有着话语权，他们决定了抑郁症该怎么定义，而在基于这些理论视角所实施的干预中，他们又决定了哪些人需要得到干预、怎么对其进行干预等。那老年人自己的声音呢？老年人只能被动地接受专家赋予他们的诊断标签，只能跟随专家的建议进行治疗，因为专家享有知识，而这些知识让专家拥有了在整个解释和治疗过程中的主导权。福柯认为，在专家和服务使用者之间存在不对等的权力，这种权力在话语论述的过程中（比如诊断手册的制定、对抑郁的解释以及治疗方案的制订）体现了出来。

福柯指出了权力的三个方面：第一，权力和论述紧密相连，从中产生了真理；第二，真理（比如诊断手册、科学理论等）能够赋予现代的社会机构（比如医疗机构）以权力，让它们将人们当作客体来对待和管理；第三，在这种权力关系中，现代人的身份或角色（诸如医生、患者）被塑造。① 福柯关于权力的论述提醒我们，首先，所谓的真理，是专家驱动的真理，它们不一定和患抑郁症的老年人的主观体验相吻合，然而由于权力关系的存在，专家拥有解释和实施治疗的权力，患者只能被动接受，在这种不平等的关系中人们的主观体验很可能被忽略，也就是说真理只是一种论述，而并不能反映事情的本质。其次，人们的主观体验被忽略，这就导致人们真实的、内在的需求得不到满足，甚至得不到表达。再次，在这种不平等的关系中，患者或服务的使用者被专家当成了"问题"，而不是一

---

① Foucault, M., *Power/Knowledge*: *Selected Interviews and Other Writings*（Brighton: Harvester, 1980）.

个个完整的人，这就在无形间对患者造成了压迫、贬损甚至伤害。最后，在权力关系中塑造的个体身份，反过来也会对个体的自我认识产生影响。有后现代主义的学者认为，知识应该在研究者和他们研究的对象之间积极的、平等的讨论中产生，而不是专家单方面地将研究对象当作一个客体或者问题去定义他。

（四）关注自我与知识间的互动

后现代主义的学者还指出，这些主流的理论视角忽略了理论本身和老年人自我（self）之间的关系。然而，老年人怎么看待自己、怎么评价自我价值，是形成于他们与主流话语的互动之中的。格根（Gergen）直接指出，将个体的自我抛离开他所存在的话语系统去看待是一个错误。[1] 格根认为，社会机构（比如医疗系统、科研单位、社会的专业服务组织等）常在最不起眼的过程中影响了人们的日常话语，从而形塑人们的自我。比如人们在谈论某人患有抑郁症的时候，无论是出于关心还是同情，他们在潜意识里已经将抑郁症视为一种消极的疾病，将罹患者视为不幸的客体，患者在这样的语境之下，也认同了自己患者的身份。人们之所以会这么看待抑郁症，是因为社会机构将抑郁定义为一种需要干预的疾病或精神障碍。福柯认为，社会机构可以通过产生知识管控人们，人们在其中自然而然内化了这些知识，知识也就变成了主流的话语。

具体到解释老年抑郁的三大主流理论视角来看，后现代主义认为这些理论视角在无形间形塑了老年人的自我。比如标签理论就认为，当一个个体被专业人员依靠专业知识和理论诊断为"抑郁症"时，他实际就被贴上了"抑郁症""精神疾病""病人"等标签，而随后个体会内化这种标签，将自我定义为"抑郁症病人"或者"精神病患者"等。[2] 也就是说，三大主流理论视角在解释和干预老年抑郁的过程中，也在形塑老年人的自我身份认同。多项研究指出，这种对"病人"或者"精神病患者"的身份认同

---

① Gergen, K. J. , *An Invitation to Social Construction* (3rd) (Los Angeles: SAGE, 2015).

② Farrington, D. P. , and Murray, J. , *Labeling Theory: Empirical Tests* (New Jersey: Transaction Publishers, 2014).

会让个体产生自我歧视，从而挫伤个体的自尊，让个体权利受损，让个体感到无助和受挫。[①]

后现代主义提醒研究者和临床工作者，在产生知识和进行服务的过程中，专业人士一定要时刻察觉他们的知识和服务会对服务对象的自我产生怎样的影响，要了解知识和服务对个体自我的形塑过程，从而最大化地避免削弱服务对象的权利及对其自尊的伤害。

三　自尊相关理论回顾

自我是后现代主义关注的重点之一。自我相关的概念有很多，比如自我概念、自我印象、自我认同感、自尊等。自我概念被定义为个体对于自己的所有想法与感受的集合。[②] 自我印象常指个体描绘的关于自己的"心理图像"。[③] 自我认同感是个体如何看待自己是谁、来自哪里。[④] 自尊被定义为个体对自我价值所做出的整体评价与判断。[⑤] 这些概念有很多重叠之处，它们都是指个体怎么看待自己、认识自己。本书将关注点放在老年抑郁症患者的自尊上，因为自尊和抑郁症有着非常密切的关系，有很多理论对二者的关系做出解释和探讨。同时，自尊又是衰老过程中的重要议题，因为衰老意味着必须面对更多的丧失、哀伤，这些都会引起个体内心关于自我价值的冲突与困惑，甚至面临自尊的危机，如果这些冲突无法解决，则个体有可能陷入绝望和抑郁的情绪。所以在探索老年人对抑郁症解读的过程中，本书会聚焦于老年患者的自尊，探究老年人的患病经验及对疾病

---

① Goffman, E., *Stigma*: *Notes on the Management of Spoiled Identity* (Englewood Cliffs, NJ: Prentice-Hall, 1963); Deegan, P. E., "Recovering Our Sense of Value after Being Labeled Mentally Ill," *J. Psychosoc. Nurs. Ment. Health Serv* 31 (1993): 7 – 11; Link, B. G., and Phelan, J. C. "Labeling and Stigma," in Aneshensel, C. S. et al., eds., *Handbook of the Sociology of Mental Health* (2nd) (New York, NY: Springer, 2013).

② Rosenberg, M., *Conceiving the Self* (New York: Basic Books, 1979).

③ Rogers, T. B. et al., "Self-Reference and the Encoding of Personal Information," *J Pers Soc Psychol* 35 (1977): 677 – 688.

④ Jenkins, R., *Social Identity* (2nd) (London: Routledge, 2004).

⑤ Rosenberg, M., Society and the Adolescent Self-Image (Princeton, NJ: Princeton University Press, 1965).

的解读如何形塑他们的自我价值感。这个部分将详细介绍自尊相关的理论以及自尊与抑郁症的关系。

（一）自尊的定义

自尊的定义常采用著名心理学家罗森伯格在 1965 年做出的经典定义，即自尊是个体对自我价值总体的评估、评价与判断。罗森伯格认为，高自尊的个体尊重自己，认为自己是有价值的，他们不见得认为自己比别人好，但也不认为自己比别人差，他们知道自己并不完美，能够意识到自己存在局限，并且希望自己不断成长、不断完善。低自尊的个体则表现为自我抗拒、自我贬低、对自己不满意，他们缺乏对自己的尊重，不认同自己，希望自己是别人。罗森伯格在定义自尊时，不仅关注个体如何评估自尊，也关注个体如何感受自己，比如"我觉得我很好"。Leary 和 Baumeister 也指出，自尊和其他自我相关的概念的区别就在于，自尊既有评价的成分又有情感的成分。① 罗森伯格对于自尊的定义被 Leary 和 Baumeister 称为"整体自尊"（global self-esteem）。两位学者指出，整体自尊是指个体对自我价值总的判断，比如"我是一个不错的人"，但是自尊也包含个体对自身独特之处的评价，比如"我擅长艺术"，这就是具体领域的自尊。不论是整体自尊还是具体领域的自尊都被认为是个体的一个相对稳定的特质，或者有时也会随情境波动的状态（比如，"现在我觉得自己好失败"）。换言之，人们有一个稳定水平的自尊，但是也会因情境在这个水平上波动。

整体自尊包含两个部分，自我喜欢和自我能力。② 自我喜欢是指个体对自我的情感性评价，即认可或不认可自己，这常和社会标准是一致的，取决于道德判断、吸引力以及社会的其他方面。③ 高自我喜欢伴随积极的

① Leary, M. R., and Baumeister, R. F., "The Nature and Function of Self-Esteem: Sociometer Theory," *Advances in Experimental Social Psychology* 32 (2000): 1 – 62.
② Tafarodi, R. W., and Swann, W. B., "Self-Liking and Self-Competence as Dimensions of Global Self-Esteem: Initial Validation of a Measure," *Journal of Personality Assessment* 65 (1995): 322.
③ Tafarodi, R. W., and Swann, W. B., "Two-Dimensional Self-Esteem: Theory and Measurement," *Personality and Individual Differences* 31 (2001): 653 – 673.

情绪，个体在社交的场合中，常常觉得可以自我接纳、自在。相反，低自我喜欢的个体常被负面情绪所困扰，常会自我贬损，也会有社会功能不良。自我能力是个体对自己是否有胜任力、有力量完成事情的评估。高自我能力的个体能够在危机中克服恐惧，而低自我能力的个体容易在危机中犹豫不决、焦虑、抑郁。

（二）自尊的来源

著名心理学家威廉·詹姆斯（William James）在 19 世纪末就指出，自尊是人类的本性和天赋，自尊会随着人们获得成功、取得成就而增加，也可以在不受挫的情况下得以维持。[①] 这个观点将自尊定义为反应性的，是会随着不同情境而变化和波动的。当然，詹姆斯也认为每个人会有一个平均的自我喜欢的程度，这就和后面心理学讲的"特质"比较类似。

不同于詹姆斯，符号互动理论的奠基者、社会学家库利（Cooley）则认为，人们对自我价值的评估来自个体对他人如何看待自己的想象。[②] 也就是说，自尊不是由个人成就决定的，而是由对他人如何评价自身成就的期待与判断决定的。

对于自尊的来源，Leary 等也提出了理论假设。他们认为，自尊就像是一个社会关系测量器（sociometer），它是在个体与他人交往的过程中产生的。自尊的作用并不在于对客观事件进行反映，而在于追踪个体与他人的关系，如果一个人被他人所接受、所喜爱，他的自尊就会比较高，如果被他人拒绝、排斥，他则会想办法融入社会关系中。[③] 在这个理论中，自尊系统被看作一个驱动器，它可以避免个体被他人拒绝和排斥。

（三）自尊的功能

人们总是有一定的动机和需要提升自己的自尊，将自尊维持在一个相

---

① James, W. , *The Principles of Psychology* （Vol. 1）（Cambridge, MA: Harvard University Press, 1890）.

② Cooley, C. H. , *Human Nature and the Social Order*（New York: Scribner, 1902）.

③ Leary, M. R. et al. , "Self-Esteem as an Interpersonal Monitor: The Sociometer Hypothesis," *Journal of Personality and Social Psychology* 68（1995）: 518.

对较高的程度，在自尊受到威胁的时候捍卫自尊。因此，自尊也在某种程度上改变着人们对于外部环境的反应。有很多理论解释了人们为什么需要维系自尊。

根据社会关系测量器理论，人类有着强烈的归属感，自尊可以保护个体不被他人所拒绝和排斥。当人们感受到被社会排斥的可能性时，他们会感到低价值感，这种感觉让他们重新调整自己，融入社会关系中。

恐惧管理理论（terror management theory）是另一个解释自尊功能的理论。根据这个理论，人类有动机追求高自尊，因为自尊可以帮助人们应对深层次的存在焦虑。[①] 为了抵御深层次的死亡焦虑，人类必须认可自己的价值，比如追求身后的不朽，或者现实中的不朽（如成就、繁衍后代等）。当人们确信自己是一个有价值的人、达到了社会认可的标准、符合社会的价值观时，他们的死亡焦虑才能够降低。

（四）老年期的自尊

对于老年期自尊的变化，研究者们有着长期争论。有的研究显示，自尊会在成年早期不断升高，在中年时期达到相对稳定的峰值，而在65岁开始下降。[②] 对于这一结果，研究者认为中年时期人们在事业、家庭上的成就都达到了峰值，人们对自己和环境都有着较好的掌控感，所以自尊在这一时期最高。而进入老年期，由于角色的变化（比如退休）、关系的变化（比如社交减少）、生活压力事件的增加（比如伴侣的死亡）、躯体功能和认知能力的衰退，人们的自尊就会降低。

然而也有一些研究认为，老年期的自尊是相对稳定的，仅在老年后期会有些许下降。[③] 许多理论发展出来解释这一结果，它们认为，老年人的自尊

① Pyszczynski, T. et al., "Why Do People Need Self-Esteem? A Theoretical and Empirical Review," *Psychological Bulletin* 130 (2004): 435 – 468.

② Orth, U. et al., "Self-Esteem Development from Young Adulthood to Old Age: A Cohort-Sequential Longitudinal Study," *Journal of Personality and Social Psychology* 98 (2010): 645.

③ Wagner, J. et al., "Self-Esteem Is Relatively Stable Late in Life: The Role of Resources in the Health, Self-Regulation, and Social Domains," *Developmental Psychology* 51 (2015): 136 – 149.

并不是被动地受到丧失或者衰弱的影响，老年人自身是具有策略和资源来保护和维持自己的自尊的。一些研究者指出，随着年龄的增加，老年人会重新评估自我价值，而比起环境的影响，他们更倾向于用内在的意义来做评估。[1] 选择理论（selectivity theory）认为，随着年龄增长，老年人的优先级会发生变化，他们仅仅会参与到那些能让他们获得满足感的、有意义的活动中，这样他们仍然掌握着自我价值评判的主动权。[2] 选择性补偿优化模型认为，老年人有智慧将他们的精力投注在最能体现价值的地方，他们非常擅长扬长避短。[3] 毕生控制理论认为，即使面对越来越多的躯体、认知、社交方面的衰退，老年人也能够在主观上较为积极地看待自己，因为他们仍然可以在与外界环境互动的过程中控制自己的行为、认知、动机与情绪。[4] 该理论认为，老年人有着控制外部世界的内在需要，这会让他们试图改变和调整事情的走向（即初级控制）；但如果事情无法改变，他们就会降低对目标的期待（即二级控制）。相似地，一些学者融合了皮亚杰的建构理论后提出，衰老中的自我（the aging self）包括三个在功能上互相交织的过程：尽可能减少或防止会冲击自尊或自我认同感的丧失事件的发生（同化过程）；调整期望值做出适应性的改变，从而对冲掉那些负面的自我评价（适应过程）；开启免疫机制减轻一些事件对自尊的影响（免疫过程）。[5] 这里的同化过程和适应过程和皮亚杰的理论很相似。也有学者融合了皮亚杰和埃里克森的概念将个体在衰老过程中维系自尊的过程分为三种：身份认同的同化、身份认同的适应以及身份认同的平衡。[6] 身份认同的同化指个体利用先前已有的、关于自我的

---

[1] Crocker, J., and Wolfe, C. T., "Contingencies of Self-Worth," *Psychol Rev* 108 (2001): 593.

[2] Carstensen, L. L., "Social and Emotional Patterns in Adulthood: Support for Socioemotional Selectivity Theory," *Psychology and Aging* 7 (1992): 331 –338.

[3] Baltes, M. M., Selective Optimism with Compensation: The Dynamics Between Independence and Dependence (paper presented at the the Annual Meeting of the Gerontological Society of American, Chicago, 1986).

[4] Heckhausen, J., and Schulz, R. A, "Life-Span Theory of Control," *Psychol Rev* 102 (1995): 284 – 304.

[5] Brandtstädter, J., and Greve, W., "The Aging Self: Stabilizing and Protective Processes," *Developmental Review* 14 (1994): 52 – 80.

[6] Whitbourne, S. K., *Adult Development* (New York: Praeger, 1986).

认知与情感模式来解释那些与身份认同不一致的经验；身份认同的适应指个体通过改变自我认同去适应那些与先前自我图示不一致的经验；身份认同的平衡指两个过程形成一种平衡状态，让个体更好地适应环境。①

虽然对于自尊的变化研究还存在争议，但是对于影响老年期自尊变化的因素，研究都给出一致的答案，即健康、认知能力、丧失、自我管理、社交领域等都会影响自尊的变化。

（五）老年抑郁症患者的自尊

1. 自尊与抑郁

目前有四个模型来讨论自尊与抑郁的关系：共因模型（The Common Cause Model）、谱系模型（The Continuum Model）、易感模型（The Vulnerability Model）和伤痕模型（The Scar Model）。② 共因模型认为，自尊和抑郁不是直接相关的，它们都受到共同病因的影响，比如基因的易感性。谱系模型认为自尊和抑郁是同一个谱系上的不同因素，低自尊与抑郁并不一样。易感模型认为低自尊和消极的自我评价会导致抑郁发生和维持，这一模型被许多研究所支持。③ 比如贝克的认知模型就认为，消极的自我评价不是抑郁症状，而是导致抑郁发作的原因。伤痕模型和易感模型观点相反，它认为，低自尊不是抑郁的因，而是抑郁的果，因为抑郁会在个体的自尊上留下永久的伤痕，即使康复以后，这个伤痕仍然会存在。④ 这个模型也被很多研究所支持。⑤ 也有研究指出，易感模型和伤痕模型或许不是

---

① Sneed，J. R.，and Whitbourne，S. K.，"Models of the Aging Self," *Journal of Social Issues* 61 (2005)：375 – 388.

② Gana，K. et al.，"Relationship between Self-Esteem and Depressive Mood in Old Age：Results from a Six-Year Longitudinal Study," *Personality and Individual Differences* 82 (2015)：169 – 174.

③ Sowislo，J. F.，and Orth，U.，"Does Low Self-Esteem Predict Depression and Anxiety? A Meta-Analysis of Longitudinal Studies," *Psychological Bulletin* 139 (2013)：213.

④ Coyne，J. C. et al.，"Effects of Recent and Past Major Depression and Distress on Self-Concept and Coping," *Journal of Abnormal Psychology* 107 (1998)：86 – 96.

⑤ Steiger，A. E. et al.，"Testing the Vulnerability and Scar Models of Self-Esteem and Depressive Symptoms from Adolescence to Middle Adulthood and Across Generations," *Developmental Psychology* 51 (2015)：236.

互斥的，它们可以同时发生。

2. 自尊与老年抑郁

比起讨论自尊与抑郁关系的研究，聚焦于自尊与老年抑郁的研究就少得多，结论也不一致。和前文相似，一些研究支持易感模型，认为低自尊是老年抑郁发生的危险因素，而高自尊可以预防老年抑郁的发生。[①] 基于此，一些研究者发展出自我价值疗法，旨在通过提升老年人的自尊来减轻抑郁症状。[②] 但是一些研究认为，自尊和老年抑郁并非因果关系，它们可能是两个互相平行、没有交集的变量，在衰老的过程中各自发生着变化。

四 中国社会背景下的老年抑郁

一些学者认为抑郁症是一个关乎文化的定义。因为抑郁症的表达方式、病因及治疗都有着特定社会和文化的意涵，而临床实务中对抑郁症的治疗也塑造着抑郁的病程。在中国，人们对于抑郁的看法以及对抑郁症的治疗过程和西方有着很大差异，这一部分将详细介绍抑郁在中国的定义及症状表达、中国人自尊的特点、中国治疗抑郁症的模式和相关的政策。

（一）抑郁在中国的定义及症状表达

1. 抑郁在中国的定义

在中国，直到20世纪90年代，人们才开始在医学领域使用"抑郁"或"抑郁症"这个词。而在西方医学还未在中国盛行时，中国人对于抑郁有着不一样的定义和解释。有专门研究中国抑郁症发展史的学者指出，中国有关抑郁症最早的医学记载可追溯到两千多年前的《黄帝内经》，其中对"伤心"和"哀伤"两种情绪做了描述。隋朝时期，巢元方在《巢氏

---

① Krause, N., "Valuing the Life Experience of Old Adults and Change in Depressive Symptoms: Exploring an Overlooked Benefit of Involvement in Religion," *Journal of Aging and Health* 24 (2012): 227-249.

② Tsai, Y.-F. et al., "Self-Worth Therapy for Depressive Symptoms in Older Nursing Home Residents," *Journal of Advanced Nursing* 64 (2008): 488-494.

病源》中对抑郁做了较为清晰的描述，将其称为"哭注候"，意思是一种长期哭泣的综合征。① 巢元方认为出于各种原因，人们感到悲伤，而悲伤会导致气虚，在此情况下，邪气易侵身，让人感到四肢乏力。这一理论对中医解释抑郁症起到深远影响。明朝的张介宾在其著作《景岳全书》中对抑郁症进行了详细的临床分类，并做出了可操作化定义。他将当时的抑郁症称为"郁"，定义为悲伤的情绪、缺乏兴趣、易激惹、没有胃口、疲乏、没有精神等一系列症状，并将"郁"划分为三个类别——怒郁、思郁和忧郁。这些描述与西方对抑郁症的定义较为类似，但其对抑郁症的理论解释却不同。他认为人们的消极情绪会带来能量的阻滞，从而导致郁，中医可以帮助调理此疾病。总的来说，在中国传统医学中，抑郁被看作一种身心疾病，是情绪和生理互动的结果，关乎整个个体的内在平衡。

虽然中医理论中有关于抑郁的描述和治疗方法，但是并没有对精神疾病进行分类。直到 19 世纪末 20 世纪初，西方医学进入中国，才开始出现精神医学。受到西方精神医学影响，当时在中国盛行的、描述抑郁相关症状的诊断是"神经衰弱"，这个概念一直在中国流行了 80 年。神经衰弱被定义为躯体症状（如失眠、疲乏、眩晕）、认知症状（如记忆力下降、消极想法）和情绪症状（如易紧张、烦躁）等一系列症状的集合，它被认为是个体神经质倾向和外界压力互动的结果。② 到 20 世纪 80 年代，有 80% 的精神科门诊患者被诊断为神经衰弱。有学者认为，如果按照 DSM-Ⅲ 的标准来进行诊断，其中 87% 的患者符合抑郁症的诊断标准。③ 很多学者指出，神经衰弱这个诊断之所以在 20 世纪如此盛行，原因有三。首先，这个诊断是一个关于身心结合的诊断，它完美融合了中医对抑郁情绪的解释。其次，这个诊断不同于其他精神疾病，它描述了人的身心健康状态，不带有污名化色彩，容易被患者及其家属接受，精神科医生也愿意给出这样的诊断。最后，这个诊断符合当时的政治正确。60 到 70 年代，抑郁的症状（比如缺乏动力、社会退缩等）

---

① 许又新：《许又新文集》（第 2 版），北京大学医学出版社，2014。

② Parker, G. et al., "Depression in the Planet's Largest Ethnic Group: The Chinese," *American Journal of Psychiatry* 158 (2001): 857 – 864.

③ Kleinman, A., *Social Origins of Distress and Disease: Depression, Neurathenia, and pain in Modern China* (New Haven: Yale University Press, 1986).

常被认为是懒惰、个人主义的表现，不被社会所接纳，而神经衰弱则帮助人们避免了由意识形态带来的歧视和谴责。[①] 于是，中西方医学结合的历史背景、患者避免歧视的需要以及特定历史时期的意识形态共同建构了"神经衰弱"而非"抑郁症"这种疾病的产生和盛行。

然而有趣的是，从 90 年代起，"神经衰弱"这个流行一时的诊断迅速被边缘化，甚至被精神科医生认为是一种误诊或者是过时的诊断。到 21 世纪，这个诊断在中国已经销声匿迹[②]，取而代之的则是"抑郁症"。有学者分析了这一迅速转变的原因。其一，由于神经衰弱这个诊断和其他精神疾病有重叠之处，它在西方精神医学的诊断手册中被废除；其二，中国对外开放政策鼓励本国的精神科医生和学者向西方学习，掌握国际诊治精神疾病的标准；其三，在弘扬社会主义现代化的背景下，科学主义受到鼓励，而 DSM 和 ICD 诊断系统符合科学要求，因此被大力推广；其四，对于个体情绪的表达，不再有政治化的要求，这让中国人更能直接地表达情绪；其五，由于跨国商业合作的开展，很多国外药企进驻中国，这也要求中西方抑郁症诊断的统一，同时需要统一诊断的还有科研单位、社会组织等机构。这些社会背景共同建构了"抑郁症"这个名称在中国的使用和流行。而在今天，ICD-10 和 DSM-5 已经广泛应用于中国的医疗单位和学术机构，成为精神疾病诊断的金标准，而其对抑郁症的定义也成为官方定义。ICD-10 也取代了 CCMD-3，成为我国临床上唯一准用的精神障碍诊断手册。

但需要注意的是，虽然在中国，传统中医对抑郁的定义与解释已被西方医学所取代，但人们仍然习惯于使用描述躯体感受的词语来表达情绪，比如"伤心""心神不宁"等，传统中国文化对中国人的抑郁表达仍然具有非常深刻的影响。

2. 抑郁症状在中国人群中的表达

在大部分的非西方社会中，抑郁症状常常通过描述躯体症状或躯体感

[①] Lee, S., "Diagnosis Postponed: Shenjing Shuairuo and the Transformation of Psychiatry in Post-Mao China," *Culture, Medicine and Psychiatry* 23 (1999): 349 – 380.

[②] Lee, S., "Depression: Coming of Age in China," In Kleinman, A. et al., eds., *Deep China-The Moral Life of the Person: What Anthropology and Psychiatry Tell Us About China Today* (Berkeley: University of California Press, 2011).

受的方式来表达，比如精力耗竭、失眠、疲惫等。[①] 一些研究发现，自罪在非西方社会的患者中的发生率要低于西方患者[②]；而中国的抑郁症患者常会感到后背痛。有研究在移民人群中使用准实验研究探索文化对抑郁症状表达的影响后指出，当人们在另一个文化里待足够长的时间后，他们的抑郁症状会发生变化。[③]

一些理论也因此发展出来解释不同文化下抑郁症状的表达。哈佛大学的精神病学人类学家克莱曼提出文化观念模型（The Cultural Beliefs Model）来解释不同文化下抑郁症状的表达。他认为，在集体主义的中国，人们非常关注他人对自己的评价。在这种情况下，患者由于害怕社会歧视，更倾向于压抑或掩饰自身的情感。而精神衰弱这个诊断比抑郁症更流行的原因就在于这个诊断带给患者的社会歧视会更低。也有学者指出，在儒家文化的影响下，中国人更倾向于对情绪隐忍，特别是那些悲伤情绪，因为这样可以避免打扰到他人，避免自己丢脸，从而维系一种和谐的氛围。[④]

（二）中国社会文化下的自尊

自尊指人们如何感受自己、如何评价自己的价值。从前文可知，人们如何评价自己深受他人和社会评价的影响，所以自尊这个概念本身就包含社会评价的成分。于是当我们研究自尊的时候，必须将它放到特殊的社会、文化情境中来考量。[⑤]

---

① Takeuchi, D. T. et al., Stress Exposure and Cultural Expressions of Distress (paper presented at the the Annual Meeting of the American Sociological Association, New York, 1996).

② Jablensky, A. et al., "Characteristics of Depressive Patients Contacting Psychiatric Services in Four Cultures," *Acta Psychiatrica Scandinavica* 63 (1981): 367 – 383.

③ Guarnaccia, P. J. et al., "The Factor Structure of the CES-D in the Hispanic Health and Nutrition Examination Survey: The Influences of Ethnicity, Gender and Language," *Social Science & Medicine* 29 (1989): 85 – 94.

④ Bond, M. H., *The Psychology of the Chinese People* (Hong Kong: Chinese University Press, 2008).

⑤ Tafarodi, R. W., and Swann, W. B., "Individualism-Collectivism and Global Self-Esteem: Evidence for a Cultural Trade-Off," *Journal of Cross-Cultural Psychology* 27 (1996): 651 – 672.

　　自尊这个概念源自西方文化，很多研究发现自尊具有东西方文化差异。① 例如，有的研究者发现，集体主义文化可以促进某一方面自尊的发展，比如和社会息息相关的自我喜欢，但会挑战自尊其他方面的发展，比如自我胜任力。研究者认为在诸如中国这样集体主义文化的社会中，个体社会性的需求要胜于他们对自信、自我效能感的需求；个体主义文化的社会则相反，比起集体的和谐，人们更看重自信、独立与竞争。② 不过需要注意的是，这些研究大多面向的是年轻人，老年人的自尊，特别是在中国这样一个剧烈变迁的社会，会有独特之处。

　　事实上，有不少学者关注中国老年人的自尊。他们认为，在儒家思想的影响下，中国社会非常看重孝道，在这种文化氛围里，老年人的地位很高，他们被认为是社会发展、家族兴旺的功臣，他们获得他人的尊重、积极的评价，这样，比起西方的老年人，他们就不太容易因为年长而被歧视。③ 然而，这种观点常被挑战，因为也有学者认为，随着改革开放，中国迅速崛起，在这个崛起过程中，人们对老年人的尊重也随之瓦解。④ 简单来说，人们对老年人的印象不再那么积极。过去人们将老年人视为"一个宝"，现在则认为他们从知识和技能上都过时了、落后了、没有用了。有学者发现，当今的中国老年人常感到难过、失望，因为他们觉得自己被认为是国家经济发展的负担、累赘。在这种情况下，"老"便成为一种负面的标签。

　　对于老年抑郁症患者来说，他们身上不仅有"老"一个标签，还有"抑郁症"或"精神疾病"的标签。根据标签理论，当个体被公众贴上诸如"精神疾病患者"的标签后，它就很有可能内化这种"不正常"的

①　Cai，H. et al.，"Self-Esteem and Culture：Differences in Cognitive Self-Evaluations or Affective Self-Regard？," *Asian Journal of Social Psychology* 10（2007）：162 – 170.

②　Schmitt，D. P.，and Allik，J.，"Simultaneous Administration of the Rosenberg Self-Esteem Scale in 53 Nations：Exploring the Universal and Culture-Specific Features of Global Self-Esteem," *Journal of Personality and Social Psychology* 89（2005）：623.

③　Levy，B.，and Langer，E.，"Aging Free from Negative Stereotypes：Successful Memory in China Among the American Deaf," *Journal of Personality and Social Psychology* 66（1994）：989.

④　Chow，N.，and Bai，X.，"Modernization and Its Impact on Chinese Older People's Perception of Their Own Image and Status," *International Social Work* 54（2011）：800 – 815.

角色，这个过程就是自我标签。① 在中国集体主义的影响之下，不单个人会自我标签，家庭其他成员也会因为家庭成员的患病而感到羞耻。有研究发现，在中国，精神疾病患者的家属常常因为家庭里有患者而感到很羞愧，特别是一家之主，他们会将"不正常"的标签内化到家庭甚至家族里。② 而一旦患者感受到自己的疾病让家庭成员蒙羞，他们也会对自己产生更多负面的评价，比如认为自己是一个没有用的人，是家庭的负担、累赘甚至罪人。

（三）中国老年抑郁相关的精神卫生服务

虽然不论是药物治疗还是心理社会干预对于抑郁症都有不错的效果，但是抑郁症在中国，特别是在老年人群中，求助率、诊断率、治疗率却非常低。2009 年的四省精神疾病流调显示，91.7% 的心境障碍患者从来没有接受过治疗或服务，仅有 3.4% 的患者去看过精神健康领域的专家。③ 而最新关于抑郁障碍的全国性流调显示，仅有 9.5% 的抑郁症患者接受过治疗，而接受过充分治疗的患者仅有 0.5%。④ 由于就诊不便、社会歧视、较差的精神健康意识，老年抑郁症患者的就诊率估计更低。

老年抑郁症患者低就诊率的原因有很多。从精神卫生服务现状来看，精神卫生领域人才的短缺，社区精神卫生服务、转介系统的不足，服务模式的单一等都造成了较低的就诊率。

1. 精神卫生领域人才短缺

我国精神卫生领域人才缺口很大。据国家卫健委通报数据，我国目前

① Scheff, T. J., *Being Mentally Ill: A Sociological Theory* (New York: Aldine, 1984).

② Lin, T. Y., and Lin, M. C., "Love, Denial and Rejection: Responses of Chinese Families to Mental Illness," in Kleinman, A., and Lin, T. Y., eds., *Normal and Abnormal Behavior in Chinese Culture* (Dordrecbt, Holland: D. Reidel Publ. Co, 1981), pp. 387 – 401.

③ Phillips, M. R. et al., "Prevalence, Treatment, and Associated Disability of Mental Disorders in Four Provinces in China During 2001 – 05: An Epidemiological Survey," *The Lancet* 373 (2009): 2041 – 2053.

④ Lu, J. et al., "Prevalence of Depressive Disorder and Treatment in China: A Cross-Sectional Epidemiological Study," *The Lancet Psychiatry* 8 (2021): 981 – 990.

具有精神科执业注册医生 5 万余人①，即每十万人仅有约 3.6 位精神科医生，精神科注册护士 10 万余人②，即每十万人仅有约 7.2 位精神科护士。我国心理治疗和心理咨询专业人员数量同样不足。据腾讯网报道，我国持证的心理咨询相关人员约 150 万人，但实际从业人数约 20 万人，被卫计委认证的心理治疗师仅 6000 余人。③ 同样，我国的社会工作者人数也存在较大缺口。据《2021 年民政事业发展统计公报》，全国持证社会工作者为 73.7 万人，虽然比 2012 年增长了近 9 倍，且报告社会工作者的人数逐年攀升，但相较于 300 万人的专业人士需求还存在较大缺口。④ 在精神卫生领域人才短缺的现状之下，来自庞大老年抑郁人群的需求很难得到充分满足。

2. 社区精神卫生服务不足

社区层面缺乏精神卫生相应的服务也是抑郁症患者求助率极低的原因之一。目前我国的精神卫生服务主要由医院提供，大部分的患者在第一次抑郁发作时通常是去医院就诊，而后续康复治疗同样是在医院开展。

我国从 20 世纪 50 年代起就开始探索社区精神卫生工作，但当时社区精神卫生工作的重点主要是管理重性精神障碍患者。改革开放后，上海、北京等大城市开始建立精神病治疗的家庭病床和针对重性精神障碍患者的社区工疗站，以缓解精神病专科病床短缺的问题。⑤ 社区精神卫生服务发展的里程碑事件是 2004 年的 "686" 项目。该项目采用了 WHO 推荐的医院 - 社区一体化的服务模式。总目标包括提升社区预防、治疗和管理重性精神障碍患者的能力，降低精神障碍患者危险行为所带来的社会负担与负面影响，提升精神卫生工作者标准化治疗重性精神疾病的专业能力。社区提供的精神卫生服务包括对重性精神障碍患者建档管理、定期随访、提供免费药物、进行初步评估等。各地同时也开始探索社区精神

---

① 资料来源：https://m. gmw. cn/baijia/2022 – 06/17/1303001734. html。
② 《2020 年中国精神疾病机构数量及人员分布分析：精神病专科医院数量不断增加 ［图］》，2020 年 12 月 15 日，https://www. chyxx. com/industry/202012/916665. html。
③ 《中美心理咨询师数量》，2022 年 8 月 5 日，https://new. qq. com/rain/a/20220805A05CF300。
④ 《2021 年民政事业发展统计公报》，www. mca. gov. cn/article/sj/tjgb/。
⑤ 栗克清、孙秀丽、张勇、石光、A. Kolstad：《中国精神卫生服务及其政策：对 1949—2009 年的回顾与未来 10 年的展望》，《中国心理卫生杂志》2012 年第 5 期，第 321～326 页。

卫生服务工作，比如北京市海淀区的精神卫生防治院与社区康复站相结合的服务模式；宁波市开展的社区精神卫生康复工作；佛山市南海区以工疗站为基地，精防机构做指导，建立家庭看护组开展家庭干预、职业康复等工作。

虽然在"686"项目下，我国社区提供精神卫生服务的能力有了很大提升，但社区精神卫生服务的重点仍然是在对重性精神障碍患者的治疗与管理上，对于抑郁症患者和有抑郁倾向的老年人，仍然缺乏相应的服务。再者，由于缺乏社区卫生站与精神病专科医院的转介系统，即使社区医生在工作中发现情绪状态不好的老年人，也很难为其提供专业的治疗，或者为其提供转诊或转介服务。在此情况下，大部分有抑郁情绪甚至很有可能被诊断为抑郁症的老年人得不到发现与救治，而已被诊断为抑郁症的老年人也很难在社区接受康复治疗与服务。

3. 服务模式单一

目前为抑郁症患者提供专业治疗的场所主要是医院，而采用的干预模式主要以医学治疗为主，有的学者将此现状称为"医院优先"。目前能够进行精神疾病治疗的医院主要分为三类：综合医院、精神病医院，安康医院，私立的精神病医院。综合医院和精神病医院（或精神卫生中心）大多隶属卫生系统，也有部分精神病医院隶属民政系统，它们是为普通民众提供精神疾病救治的主战场。通常，精神科医生根据 ICD-10 为患者做出诊断，并根据病情严重程度建议门诊治疗或住院治疗。如果患者有精神病性症状、有自伤自杀或伤害他人的倾向和行为，社会功能受到较为严重的损害，或者有较为严重的躯体反应，则会被建议住院治疗。目前大部分的精神病医院都有心理科，但由于受过专业心理社会干预训练的精神科医师与护士人数较少，大部分医院又缺乏心理治疗专业人员以及医务社会工作者的岗位，抗抑郁药物治疗仍然是大部分医院所能提供的治疗方式。因此，对于患者来说，除了药物治疗，大多数情况下，他们在医院里没有其他的治疗选择。有的老年患者也会去中医院接受治疗。有学者指出，中医对于治疗抑郁症有接近一百种方子，但由于中医使用完全不同的理论系统去解释和干预疾病，患者很有可能不被诊断为抑郁症，而是"气血不足""气受阻""脏器不调"等。①

安康医院常为具有犯罪史的患者提供精神卫生服务。自 20 世纪 50 年代起，我国公安系统开始负责管理那些有重性精神障碍的罪犯，公安接收到这部分患者则把他们交接至安康医院进行治疗。② 当然，现在的安康医院也接收普通患者。和其他精神病医院一样，抗抑郁药物治疗是针对抑郁症患者的主要治疗方式。

我国也有一些私立的精神病医院，但是这些医院的服务质量参差不齐，有时为了营利，它们有可能接收一些并不需要医学治疗的患者。

虽然越来越多的医院开始设立心理科，有的医院也开始吸收精神卫生领域的医务社会工作者一同为患者服务，但是医学模式的治疗仍然是主导的治疗模式，对于大部分精神病医院来说，药物治疗仍然是最主要的治疗方式。

尽管近十年，我国的心理咨询与临床心理学以及社会工作专业蓬勃发展，越来越多的专业人员开始从事心理咨询和社会工作，也有越来越多的私人机构成立为有需求的人士提供心理社会服务，但由于该行业监管尚不完善、专业人员不足、机构服务质量参差不齐、心理社会服务未纳入医疗保险等，大部分有抑郁倾向或者被诊断为抑郁症的患者仍然只能选择医院去接受治疗，药物也就成了他们唯一可以接触到的干预方式。

综上所述，我国的精神卫生服务尚处于起步阶段，虽然近年得到大力发展，但在精神卫生领域专业人员短缺、社区精神卫生服务尚不完善、生物－心理－社会整合服务模式尚未推广等现状之下，大量精神病患者，特别是老年患者的需求仍然无法得到满足。这就需要我国政府出台更多、更有利、更有针对性的政策与法律，来推动老年人精神卫生服务的发展。

（四）我国关于老年抑郁服务的相关法律与政策

1. 相关法律

我国与老年人精神健康相关的法律主要有 2018 年颁布的最新版的

① Yeung, W. -F. et al., "A Systematic Review on the Efficacy, Safety and Types of Chinese Herbal Medicine for Depression," *Journal of Psychiatric Research* 57 (2014): 165 – 175.

② Hu, J. -N. et al., "Development and Limits to Development of Mental Health Services in China," *Criminal Behavior and Mental Health* 16 (2006): 69 – 76.

《中华人民共和国老年人权益保障法》（以下简称《老年人权益保障法》），2013 年颁布、2018 年修正的《中华人民共和国精神卫生法》（以下简称《精神卫生法》）。

《老年人权益保障法》第二章对家庭赡养与扶养老年人的责任与义务做了规定。第十四条规定，"赡养人应当履行对老年人经济上供养、生活上照料和精神上慰藉的义务，照顾老年人的特殊需要"；第十五条规定，"赡养人应当使患病的老年人及时得到治疗和护理；对经济困难的老年人，应当提供医疗费用"；第十八条规定，"家庭成员应当关心老年人的精神需求，不得忽视、冷落老年人"。① 同时，该法在第三章也对关于老年人的社会保障做了规定。第三十一条规定，"国家对经济困难的老年人给予基本生活、医疗、居住或者其他救助。老年人无劳动能力、无生活来源、无赡养人和扶养人，或者其赡养人和扶养人确无赡养能力或者扶养能力的，由地方各级人民政府依照有关规定给予供养或者救助"。从法律条文中可以看到，对于老年人的精神健康，老年人子女是最主要的关照者，对于患有精神疾病的老年人，子女仍然是最主要的照料者。社会保障系统目前主要承担困难老年人的兜底服务。但是我国已迈入中度老龄化社会，由于独生子女政策以及人口流动的需要，子女赡养老人所面对的各种现实困境已成为无法回避的社会问题，在此情况下，逐步发展和建立针对老年人的社会服务体系，并将针对其精神健康的服务纳入其中，已经成为社会发展的要求。因此，该法的第三十七条规定："地方各级人民政府和有关部门应当采取措施，发展城乡社区养老服务，鼓励、扶持专业服务机构及其他组织和个人，为居家的老年人提供生活照料、紧急救援、医疗护理、精神慰藉、心理咨询等多种形式的服务。"由此可见，《老年人权益保障法》已经涉及发展和建设社区精神卫生服务体系的内容，地方政府也将在该领域发挥越来越重要的作用。

《精神卫生法》也是与老年人的精神健康较为相关的一部法律。这部法律不仅规定了精神疾病患者享有的法律权益，而且对精神健康相应服务的发展做出了规定。比如，该法律第十三条规定："各级人民政府和县级

---

① 《中华人民共和国老年人权益保障法》，2021 年 10 月 29 日，http://www.gov.cn/guoqing/2021-10/29/content_5647622.htm。

以上人民政府有关部门应当采取措施，加强心理健康促进和精神障碍预防工作，提高公众心理健康水平。"同时，该法也对专业人员如何开展精神疾病的干预与治疗做出了规定。其中最有争议的是第二十三条中的"心理咨询人员不得从事心理治疗或者精神障碍的诊断、治疗。心理咨询人员发现接受咨询的人员可能患有精神障碍的，应当建议其到符合本法规定的医疗机构就诊"①。为了界定哪些疾病属于精神障碍，哪些治疗属于心理治疗，国家卫计委在 2013 年发布了两本指导精神疾病治疗的手册——《精神障碍治疗指导原则（2013 年版）》和《心理治疗规范（2013 年版）》。在《精神障碍治疗指导原则（2013 年版）》中，抑郁症的定义与 ICD-10 的诊断标准一致，对于治疗方法，强调抗抑郁药物治疗，也可以使用其他治疗方法，比如电休克治疗和心理治疗。《心理治疗规范（2013 年版）》则规范了心理治疗的方法、对象、场所和能够进行心理治疗的人员。就方法来说，心理治疗的方法包括精神分析或心理动力学治疗、人本主义心理治疗、认知行为疗法、家庭或伴侣治疗、团体治疗等；就对象来说，其服务对象是心理问题严重的人员以及符合精神疾病诊断的患者；就场所来说，心理治疗属于医疗行为，应当在医疗机构内开展；两类人员可以成为心理治疗人员，接受了规范化心理治疗培训的精神科执业医师，以及通过卫生专业技术资格考试（心理治疗专业），取得专业技术资格的卫生技术人员。

从法律以及专业指导原则和规范来看，只有精神科医生和心理治疗人员可以对抑郁症患者进行治疗，心理咨询人员，包括社会工作者不能对抑郁症进行心理治疗。这一方面严格规范了抑郁症的诊治，但另一方面显然限制了患者获得其他帮助的合法性。心理咨询人员在服务抑郁症患者时，则需要通过非心理治疗的方法，比如心理教育、疾病管理教育、情绪控制的方法教育、放松训练、对家人的知识宣教等方法来为患者及其家人进行服务。但在实际的临床工作中，这些一般的心理服务与心理治疗的界限有时却很难划分。所以当心理咨询人员遇到有明显抑郁倾向或者被诊断为抑郁症的患者时，他们更倾向于建议患者去医院就诊，或者不将自己的干预

---

① 《中华人民共和国精神卫生法》，2021 年 10 月 29 日，http://www.gov.cn/guoqing/2021 – 10/29/content_5647635.htm。

方式称为"心理治疗"的方法，而是做一些服务辅助患者的医学治疗。

2. 相关政策

为促进我国精神卫生事业的发展，20 多年来我国出台了三个精神健康相关的政策——《中国精神卫生工作规划（2002—2010 年）》、《中国精神卫生工作规划（2012—2015 年）》（征求意见稿）、《全国精神卫生工作规划（2015—2020 年）》。《中国精神卫生工作规划（2002—2010 年）》明确将老年人作为精神卫生工作开展的重点人群。该工作规划明确指出，到 2005 年，老年人及其家庭成员和看护者对于老年性痴呆、抑郁等精神疾病的常见症状和预防知识知晓率达到 30%，到 2010 年，达到 50%。同时，该规划也将抑郁症患者的治疗比例作为工作的考核指标，要求"到 2005 年，地市级及以上综合性医院的抑郁症识别率达到 40%，县级综合性医院达到 30%；到 2010 年，分别达到 60%、50%。到 2005 年，抑郁症患者接受治疗的比例在现有基础上提高 60%；到 2010 年，提高 120%"。

2012 年卫生部起草的《中国精神卫生工作规划（2012—2015 年）》（征求意见稿）指出，除了精神疾病的治疗和管理之外，还要"促进常见精神障碍识别和治疗"，具体要求"综合医院的抑郁症患者识别率和治疗率分别在 2010 年基础上提高 60%"。同样，该工作规划也将老年人作为工作开展的重点人群。将有特殊需求的老年人（如丧偶老人、农村留守老人等）的心理疾病预防与早期发现、治疗工作作为老龄组织的工作任务。同时，工作规划鼓励街道、乡镇政府、社会团体设立公益性心理咨询机构，向群众提供处理工作、学习、婚姻、家庭等问题的心理支持和咨询服务。

《全国精神卫生工作规划（2015—2020 年）》着力解决我国精神卫生服务资源严重短缺且分布不均、社区康复体系尚未建立、精神疾病和心理问题认知率低、社会歧视广泛存在的问题，将健全精神卫生预防、治疗、康复服务体系，营造良好社会氛围作为工作的总目标，第一次将健全基层精神卫生防治人员、心理治疗师、社会工作者等精神卫生服务队伍作为分目标之一。规划要求精神科医生数量由两万人提高至四万人，抑郁症的救治率提升 50%。和前两个阶段的工作规划一样，将老年人作为工作开展的重点人群之一。

2021 年底，为了实施积极应对人口老年化国家战略，推动老龄事业发展，满足老年人日益增长的多层次、高品质健康养老的需求，国务院颁布了《"十四五"国家老龄事业发展和养老服务体系规划》。规划明确将"完善身心健康并重的预防保健服务体系"作为政府工作的主要任务之一。

可以看到，虽然目前针对老年抑郁症患者的服务体系尚不健全，具体服务尚不足，但其相关工作正在稳步的发展和推进中。

五 从性别视角看抑郁症

抑郁症常被看作一种"女性的病"，因为流行病学调查研究一致发现，抑郁症在女性中的发病率要高于男性。正因如此，很多研究从性别的视角来解释抑郁症。有的研究关注抑郁症状或抑郁表达的性别差异，有的研究关注抑郁症病因的性别差异，有的研究从女性的社会地位出发来探讨性别刻板印象如何形塑人们对抑郁症的认识。在这个部分，我们将回顾性别视角下解释抑郁症的研究。

（一）抑郁症的性别差异

大部分从性别视角来看抑郁症的研究关注的是抑郁症的性别差异，这种差异存在于抑郁症的发病率、抑郁症状的表达和抑郁症的致病因素。

流行病学调查研究一致认为女性的抑郁症发病率要高于男性，在接受治疗或没有接受治疗的人群中，无论是时点患病率还是终身患病率，性别比大约都为 2∶1。流行率上的性别差异从青少年时期就已存在，直至老年时期都是女性发病率高于男性。[①] 而且，这种性别差异是跨文化的，不仅西方国家如此，我国最新的关于老年人抑郁的元分析也指出，抑郁症状在老年女性中的流行率约为男性的 1.5 倍。[②]

---

① Kuehner, C., "Gender Differences in Unipolar Depression: An Update of Epidemiological Findings and Possible Explanations," *Acta Psychiatrica Scandinavica* 108 (2003): 163 – 174.

② Tang, T. et al., "Prevalence of Depressive Symptoms Among Older Adults in Mainland China: A Systematic Review and Meta-Analysis," *Journal of Affective Disorders* 293 (2021): 379 – 390.

一些研究认为女性在抑郁症上的发病率高于男性并非女性比男性更容易患病，而是技术导致的。首先，抑郁症的诊断标准更符合女性的性别特点，事实上，很多对抑郁的描述，比如容易哭泣等，和女性化的特征更为相符。① 这就导致女性更容易被诊断为抑郁症。这个假设也被称为抑郁症的性别角色假设。其次，女性和男性在抑郁的表达上存在性别差异，女性更容易表达出抑郁的症状，比如低落的情绪等；而男性可能是通过攻击性行为、酗酒等来表达他们的抑郁情绪。女性的抑郁表达更符合诊断标准，就使得女性比男性更容易被诊断为抑郁症。② 最后，比起男性，女性更容易在感到难过时表达自己的情绪，并寻求专业的帮助，这就使得更多的女性被诊断为抑郁症。③

然而也有很多研究认为，除了所谓的技术因素，女性在生理和心理上确实比男性更容易患抑郁症，也就是女性有更多的抑郁症易感因素。从 19 世纪开始就有学者认为生理的差别会导致男女在心理功能、性情、能力、智力上都存在差别。④ 这些早期的学者认为，女性生来就有很明显的情绪化特征，这也是她们容易神经紧张、容易患神经障碍的原因。也有学者认为，女性的生殖系统要比她们的智力系统重要，生殖系统吸收了本该供给到大脑的血液，这就使得女性更容易患精神障碍。还有学者认为"母性的本能"让女性总是对他人无私奉献，这也导致女性更加情绪化。虽然这些说法缺乏科学证据支持，但是在 19 世纪和 20 世纪早期，无论是在科学界还是在民间，这些说法都被人们所坚信，这也深刻影响了当代关于抑郁症性别差异的生物学和心理学模型。

从生物学视角来看，生物因素导致女性比男性更容易患抑郁症，特别是由于生殖系统相关的激素影响，比如月经、怀孕、生产、停经等，女性

---

① Newman, J. L. et al., "Sociotropy, Autonomy, and Masculinity/Femininity: Implications for Vulnerability to Depression," *Psychological Reports* 104 (2009): 549 – 557.

② Landrine, H., "Depression and Stereotypes of Women: Preliminary Empirical Analyzes of the Gender-Role Hypothesis," *Sex Roles* 19 (1988): 527 – 541.

③ Gijsbers van Wijk, C. M. T. et al., "Gender Differences in Physical Symptoms and Illness Behavior: A Health Diary Study," *Social Science & Medicine* 49 (1999): 1061 – 1074.

④ Nolen-Hoeksema, S., *Sex Differences in Depression* (Stanford: Stanford University Press, 1990).

就更容易患病。[①] 一些学者也用进化理论来解释女性的易感性,他们认为,抑郁症是一种进化的结果,它是一种防御的、具有保护性的、可操纵的策略,可以帮助人们更好地适应环境,可以帮助女性应对社会冲突,尤其是应对与男性伴侣的冲突。[②]

从心理学视角来看,性格或人格特质导致女性比男性更容易患抑郁症。女性被认为更加优柔寡断、情绪化、人际依赖、自我批判,这些性格特质导致她们更易抑郁。精神分析、行为主义、认知主义学者都持有此观点,只是他们使用了不同的术语,比如人格特质、行为模式、认知风格等来做描述。

当然,这些观点也遭到了一些学者的批判,他们认为虽然这些观点是在说男性、女性在生理和心理上具有差异,但是这些观点背后都蕴含这样的意思,即女性不论是在生理上还是在心理上都是脆弱的,是有缺陷的。[③] 一些学者将这种生产知识的方式称为"女性即问题"模式。[④] 这把女性当成了"其他人",甚至另类。如果这样的话,干预或治疗方法就是让女性改变自己的女性化特质就好了。这些观点导致了"责备女性"而非同理女性的论述,带来了对女性的压迫而非赋权。同时,这些观点亦强化了性别刻板印象。女性被再次塑造为情绪化的、人际依赖的、自我责备的个体,男性被塑造为果断、独立、自信的个体,患抑郁症对于女性来说就是理所应当的,而对于男性来说就是没有男子气概的。但是性别差异不等同于性别刻板印象,我们要做的不是固化性别刻板印象,而是讨论关于抑郁的性别差异。

还有学者认为,不论是生物学的观点还是心理学的观点都将性别当作个体的特征来做论述,但其实性别不仅是个体的,还涉及社会的角色分

① Bebbington, P., "The Origins of Sex Differences in Depressive Disorder: Bridging the Gap," *International Review of Psychiatry* 8 (1996): 295 – 332.

② Hopcroft, R. L., and Bradley, D. B., "The Sex Difference in Depression Across 29 Countries," *Social Forces* 85 (2007): 1483 – 1507.

③ Marecek, J., "Social Suffering, Gender and Women's Depression," in Keyes, C. L. M., and Goodman, S. H., eds., *Women and Depression: A Handbook for the Social, Behavioral, and Biomedical Sciences* (New York: Cambridge University Press, 2006).

④ Crawford, M., and Marecek, J., "Psychology Reconstructs The Female: 1968 – 1988," *Psychology of Women Quarterly* 13 (1989): 147 – 165.

工，在这种分工里，女性常常是一个"主内"的角色。同时性别也可以被定义为"符号的性别"（symbolic gender），它是存在于语言系统里的，而在这样的语言系统里，它会受到诸如"女性化""男性化"等认知系统的影响。例如，作为一个女性，她必须承担大部分操持家务、照料家人的工作，这样她才会被认为是一个好妻子或者好妈妈。这种对性别的不完整的、片面的定义会导致两个结果。第一，造成女性抑郁症发病率高于男性的社会结构与文化因素被忽视。用一位学者的话来说，"错误并不在我们的星球、我们的荷尔蒙、我们的生殖系统或者我们的体内，而是在机制与机构，在我们的教育"①。第二，抑郁症患者，特别是女性患者的主观经验没有得到充分的重视。这就让女性绝望背后的复杂的、深层次的原因被否决。就像一位研究女性抑郁症的学者所说："当性别被归为个体的特质时，那些最根本的、存在于女性和男性每天经历中的差异就会被忽略，就会被认为是理所应当的。"② 总的来说，这些学者强调男女在社会中的不平等地位，强调女性的从属地位，他们关注女性抑郁症较高的发病率在很大程度上是为了挑战主流社会的性别不平等。

（二）女性的从属地位与抑郁

很多关注女性抑郁症发病率较高的研究，将焦点放到了男女在社会中承受的不同压力上，它们认为，相较男性，女性承受着更多的压力，比如照顾孩子的责任、贫穷、性和身体的虐待、歧视、低收入的工作，这些都让女性更容易罹患抑郁症。③ 但为什么女性会比男性承受更大的压力呢？很多社会学家和女性主义者认为，父权社会的政治和文化环境、结构性系统性的社会状况将女性长期地、深深地限制在了生育的角色中，并导致她们在经济活动上处于弱势地位。

联合国人类发展报告曾指出："没有一个社会对待女性和对待男性是

---

① Nochlin, L. *Why Have There Been No Great Women Artists?* (New York: Collier, 1973).

② Stoppard, J. M., *Understanding Depression: Feminist Social Constructionist Approaches* (London: Routledge, 2000), p. 18.

③ McGrath, E. et al., *Women and Depression: Risk Factors and Treatment Issues* (Washington, DC: American Psychological Association, 1990).

一样的。"很多学者都认为，社会中男女的不平等在很大程度上造成了女性的抑郁。① 对于男女不平等的讨论最多的是关于男女的角色分工。有学者直接指出，男女的生命意义被建构成了完全对立的两面。② 女性的时间表总是围绕她的生理周期和家庭转。男性的时间表呢，却总是安排在公共的、社交的领域。女性的人生意义或者自我价值总是被捆绑在她的生育能力上——有学者将之称为"生殖工厂"，③ 这个生殖工厂的主要任务就是孕育小孩、生育小孩、照顾小孩，而这一切工作都是没有酬劳的。那女性的低收入就导致她们成为高收入丈夫的从属。有人会反驳说："可是今天已经有越来越多的女性在外工作，并且有着可观的收入了呀。"是的，有学者认为，今天确实有越来越多的女性在外工作，然而，女性的家庭责任却并没有减少，今天的女性得一边工作一边照顾家庭，这被学者描述为女性的"二重日"。④ 五十年前的学者认为，受过良好教育的女性抑郁，是因为她们不能走出家门去工作。⑤ 可如今的学者认为，今天的女性即使有了工作但仍然悲伤，因为她们在父权社会中的从属地位从来没有改变过。

更糟糕的是，角色分工和女性的从属地位已经成为我们文化信念系统中的一部分，这就会对关于解释精神障碍性别差异的理论的发展产生深刻的影响，而这些理论的发展又会反过来强化女性的从属地位。例如，男性化 - 女性化的二元系统就植根在了二元对立的文化中，形成了理智 - 情感、主动 - 被动、科学 - 艺术、独立 - 依赖等的二元对立。但是在男性价值受推崇的文化情境中，女性化的特点就会在二元对立中被贬低。主流关于女性化的论述就会将一个好女人描述为一个"能够照顾好他人的人"⑥。这些主流论

---

① Gardiner, J. K. , "Can Ms. Prozac Talk Back? Feminism, Drugs, and Social Constructionism," *Feminist Studies* 21 (1995): 501 – 517.

② Gergen, M. M. , "Finished at 40 Women's Development Within the Patriarchy," *Psychology of Women Quarterly* 14 (1990): 471 – 493.

③ Martin, E. , *The Woman in the Body*: *A Cultural Analysis of Reproduction* (Boston: Beacon Press, 1987).

④ Lorber, J. , *Paradoxes of Gender* (New Haven: Yale University Press, 1994).

⑤ Friedan, B. , *The Feminine Mystique* (New York: Dell, 1963).

⑥ Jack, D. C. , *Silencing the Self*: *Women and Depression* (Cambridge, MA: Harvard University Press, 1991).

述深刻地影响着女性的生活。一个女性如果接受自己的生物角色，比如生育孩子，也接受自己的女性化特质，那她就会被认定为"正常"；但如果她不接受这个角色，那她就会被认定为"异常"。一些女性通过表达情绪与这种不平等抗争，但遗憾的是，她们就会被贴上"抑郁症"或其他精神疾病的标签。就像女性主义心理学家菲利斯·切斯勒所说的那样："那些被精神科贴上标签的、接受着私立或公立的院舍治疗的女性，她们没有疯……她们可能只是在深层次上感到不开心，想自我毁灭，感到经济上的无力和性生活上的无能。但作为女性，她们又被要求这样。"①

这就带来另一个问题，女性的从属地位让女性不开心，但是这种"不开心"是怎么变成"抑郁"的呢？社会建构主义者和后现代女性主义者认为，抑郁，从来都不是一个真实的存在，它只是在特定的社会文化背景下专家们建构出来的一种女性的问题。在回顾了历史上专家们对女性精神疾病的各种论述后，有学者发现女性的生殖相关因素（比如月经、分娩、停经等）造成了女性更易罹患抑郁症的说法，即发展于希波克拉底的子宫病理学说，只是今天用"抑郁症"，而过去将其定义为"歇斯底里"。18世纪末期，子宫和发疯变成了"科学事实"，就像今天人们把荷尔蒙和抑郁症联系在一起一样。福柯认为，这种论述可以使管理那些"有偏差女性"的做法变得合法化，也完全使用性的特质来评判女性身体是否合格。② 讽刺的是，直至今日，学者和大众仍然用生物学的观点来解释为何女性的抑郁症发病率高于男性，即使这种观点得不到有力的科学证据的支持。从中我们可以看到，历史文化信念系统对女性抑郁的定义和理论产生了非常深刻且长久的影响。

女性主义者同时也批判，大部分的知识是男性创造的，是服务于男性的，有学者将其称为"男性创造的论述"。这很显然会带来一个问题：男性创造的知识不符合女性的经验。这样的话，女性的经验就在知识产生的

---

① Wilcox, J. D., "Chesler Demands Change; Sees Double Standard in Society, Diagnosis and Treatment," *Journal of Family Counseling* 1 (1973): 40 – 42.

② Foucault, M., *The History of Sexuality* (*Volum 1*): *An Introduction* (London: Penguin, 1978), p. 104.

过程中被忽视，男性眼中的偏差行为在女性看来可能就很正常。有学者指出："当男性的想法被认为是'客观经验'时，这些理论与女性主观经验之间的鸿沟也就产生了。"[①]

同时，福柯也强调，这些知识和主流论述中的权力关系是不平等的，处于优势地位的男性能够通过知识的产生将女性控制起来。女性主义者认为这些知识很荒唐，因为对女性精神疾病的认识和解释都来自男性，而不是女性自己。也有学者直接批评道："荷尔蒙论述将女性推到一个生理弱势的境地，这样它就将父权变得正常化了。"[②] 所以在 20 世纪 70 年代，女性主义者抨击精神病学，认为它伤害了女性，将女性按在了没有权力的案板上。[③] 心理学将女性抑郁归咎于她们性格的理论同样遭到了批判。玛丽·格根指出，这些研究都只是强调女性自身的限制，而没有关注女性的从属地位，并试图将她们从不利地位中解救出来。有学者也批判，这种认识论不仅将研究主体视为客体，而且忽略了她们的情感，忽略了伦理与价值，这种当代学术系统的思考方式在事实上压迫了女性。这样，"抑郁"这个医学的专业词语就压抑了女性的痛苦。

当然我们也可以看到，这些研究关注女性的弱势地位，为女性发声，为推动男女平等做出了很大贡献，但是它们大多站在女性的立场上进行论述，这样也就忽视了男性抑郁症患者的主观感受和经历。男性患上一种"女性的疾病"是什么体验呢？性别刻板印象不单是压抑了女性的情感，男性在某种程度上也是受压抑者。事实上，确实有研究关注男性的抑郁症，以此来了解性别刻板印象如何影响男性的抑郁体验。

（三）性别刻板印象与抑郁

在大部分的人看来，男性化意味着有胜任力的、勇敢的、活跃的，女

---

① Smith, D. E., *The Conceptual Practices of Power: A Feminist Sociology of Knowledge* (Boston: Northeastern University Press, 1990).

② Liebert, R. III., "Feminist Psychology, Hormones and the Raging Politics of Medicalization," *Feminism & Psychology* 20 (2010): 278 – 283.

③ Gornick, V., and Moran, B. K., *Woman in Sexist Society: Studies in Power and Powerlessness* (New York: Basic Books, 1971).

性化意味着温暖的、善于表达的、母性的。研究达成共识，男性与女性有着性格特质的差异，而且这种差异是跨年龄、跨宗教、跨种族、跨受教育程度的。① 在过去，男性化特质常常被认为比女性化特质更积极也更受欢迎。② 从 20 世纪 80 年代开始，在西方国家女性地位有了明显的提升，这样，许多女性化特质也得到了越来越积极的评价，但仍然有一些特质被认为是不好的，比如顺从的、情绪化的、容易被影响的、没有雄心的等。③ 值得注意的是，对女性化特质的评价是不断变化的，但是在过去50 年，对男性化特质的评价基本没有变过。有学者指出，对于男性来说，在他们的行为举止不符合男性化特质时，他们也会面临压力，甚至男性如果表现出女性化的特质，会更难以被社会所接受，所以当男性被认为"女生气"或"娘娘腔"时，他们将承受更大的压力，也会产生更强烈的自我冲突。④

　　抑郁症在主流的医学话语中，被建构成了一种女性的疾病，前文介绍的很多研究都指出抑郁症状的临床描述与女性的角色认知很相似。很多研究指出，当人们被诊断为抑郁症时，他们的自我认识就开始发生变化了。一些学者认为，人们在抑郁症患病历程中的自我建构与性别认同的建构是紧密相连的，对于男性来说更是如此，因为抑郁症的表现与男性化特质是相违背的。⑤ 研究发现，抑郁症的患病经历对于男子气是一种冲击，男性患者会将抑郁症描述成男性化特质的对立面。因此，男性倾向于掩盖自己

① Basow, S. A., *Gender Stereotypes and Roles* (3rd) (Belmont, California: Brooks/Cole Publishing Company, 1992); Haines, E. L. et al., "The Times They Are A-Changing … or Are They Not? A Comparison of Gender Stereotypes," *Psychology of Women Quarterly* 40 (2016): 1983 – 2014.

② Broverman, I. K. et al., "Sex-Role Stereotypes: A Current Appraisal1," *Journal of Social Issues* 28 (1972): 59 – 78.

③ Seem, S. R., and Clark, M. D., "Healthy Women, Healthy Men, and Healthy Adults: An Evaluation of Gender Role Stereotypes in the Twenty-First Century," *Sex Roles* 55 (2006): 247 – 258.

④ Coyne, S. M. et al., "It's a Bird! It's a Plane! It's a Gender Stereotype!: Longitudinal Associations Between Superhero Viewing and Gender Stereotyped Play," *Sex Roles* 70 (2014): 416 – 430.

⑤ Emslie, C. et al., "Men's Accounts of Depression: Reconstructing or Resisting Hegemonic Masculinity?," *Social Science & Medicine* 62 (2006): 2246 – 2257.

的抑郁症状，将低落的情绪压抑或隐藏起来，有学者将之成为"男性的抑郁""戴着面具的抑郁"，或者"没有悲伤的抑郁"。[①]

有学者也将焦点投向男性老年人，他们发现，男性老年人也将抑郁看作男性化特质的对立面，男性老年人的患病经验中充斥着社会对非男性化行为的排斥与反感，比如不去工作、越来越孱弱等。所以为了维护他们的男性自我，这些老年人常常通过攻击行为或者拒绝社会交往来彰显他们的男子气，但这些行为只会让他们更加抑郁。

对于女性来说，罹患抑郁症对于她们的自我或许又是另一种影响。抑郁症被认为是女性的疾病，那照理说，女性患病就不会与她们的女性化特质相违背。但是一些学者也认为，当女性被诊断为抑郁症时，她们会面临两难困境：社会认可的女性化特质要求她们去做特定的行为，比如情绪表达、依赖他人等，但同时这些行为又被认为是精神疾病的症状。[②] 这让女性到底如何是好？这也提示研究者，在这种悖论中探索女性患者在患病历程中对于自我价值、自我认同的建构过程，是十分有趣的。

六　本章小结

本章对解释抑郁症和老年抑郁的主流视角——生物学、心理学、社会学视角进行了综述，这些视角对于疾病的成因及治疗做出了巨大的贡献，但是从后现代主义的视角来看，这些主流视角都忽视了老年人的主观经验以及对疾病的解读，都没有关注老年人在历经疾病中对自我价值的建构过程，都没有将疾病放置于特殊的历史社会文化中，以至于忽视了老年人的患病经历、疾病解读及自尊如何被主流论述所形塑，也都忽视了性别论述对老年人自尊的形塑。于是本章亦对自尊相关理论、中国

---

① Möller-Leimkühler, A. M., "The Gender Gap in Suicide and Premature Death or: Why are Men so Vulnerable?," *European Archives of Psychiatry and Clinical Neuroscience* 253 (2003): 1 – 8; Gallo, J. J. et al., "Sadness in Older Persons: 13-Year Follow-Up of A Community Sample in Baltimore, Maryland," *Psychological Medicine* 29 (1999): 341 – 350.

② Stoppard, J. M., and McMullen, L. M., *Situating Sadness: Women and Depression in Social Context* (New York: New York University Press, 2003).

社会背景下的老年抑郁相关论点与研究、性别视角下的抑郁相关论点与研究做了详细回顾。

　　基于后现代主义视角，本研究将采用质性研究的方法来探讨这些议题，一方面弥补知识空缺，另一方面为以人为本的、文化与性别敏感的干预方案与公共卫生政策的制定提出建议。

第二章　理论视角与研究问题

一　哲学基础

本书将基于社会建构主义的认识论，从现象诠释主义的理论视角出发来设计并开展研究。这个章节将对社会建构主义的定义与主要论点、现象诠释主义的定义和主要观点进行介绍。

（一）社会建构主义

1. 社会建构主义的定义

在介绍社会建构主义（social constructionism）之前，我们有必要先了解一个重要的概念——"建构主义"（constructivism）。建构主义认为个体是在不断主动地建构知识的。① 它强调的是个体头脑中意义建构的活动，它认为每个人对世界的理解都是有意义、有价值的，都应得到认可和尊重。同时，建构主义也认为"所有的知识、真相、客观、现实都是人在与外界环境的互动中建构出来的，都是来自社会情境的"②。建构主义强调人类建构出了意义，人类在环境中活动从而产生了对外部世界的理解。建构主义和基于实证主义的客观主义是不一样的，客观主义认为真相是客观存在的，不以人的意识为转变。客观主义来源于古希腊哲学的苏格拉底现实

---

① Denzin, N. K., and Lincoln, Y. S., *The SAGE Handbook of Qualitative Research* (2nd) (Thousand Oaks, CA: SAGE, 2000).

② Crotty, M., *The Foundations of Social Research*: *Meaning and Perspective in the Research Process* (Los Angeles: SAGE Publications USA, 2010), p. 42.

主义，历经了中世纪，在西方启蒙运动时期迎来了顶峰。启蒙运动时期也是科学的蓬勃发展期。启蒙运动时期的西方文化又被称为"现代主义"（modernism），这种认识论又被称为"现实主义"（realism）。其核心思想就是客观真理是存在的，所以我们可以通过科学的方法获得准确的知识，这也就是西方科学的认识论基础。从现实主义到建构主义的转变就被称为"后经验主义"（post-empiricism）、"后基础主义"（post-foundationalism），最为广泛的称呼则是"后现代主义"（postmodernism）。①

社会建构主义认为，我们对世界的认识、我们所认为的真理，都是在我们的社会关系中产生的。也就是说，人们认为的真理都产生于社会关系，它不是一个简单的客观存在，当然它也不是简单的主观存在。在社会建构主义看来，没有什么是所谓真实的、客观的，重要的是，当人们试图描述事物时，必然就会用自己的主观意识去理解事物，而人们的想法、行为又都是植根于社会与文化场景中的。换言之，文化并不是人类想法和行为的产物，文化是人类想法和行为的来源，当人们试图理解世界的时候，不可避免地会戴上文化赋予他们的"有色眼镜"。

2. 社会建构主义的主要论点

社会建构主义的代表人物肯尼斯·格根总结了社会建构主义的三个主要论点。

第一，社会建构主义认为，世界上不存在没有价值取向的论述，人们对世界的所有解释背后都蕴含价值观，即使是看似价值中立的科学，背后同样也有价值取向。针对抑郁的生物学理论被认为是最为科学的解释，因为相关研究能够解释事物的因果关系，能够锁定导致抑郁的生物因素，比如神经递质或者躯体损伤等。但是在生物学理论视角的背后，个体的情感、体验，或者是个体作为一个完整的人被忽略了。这背后其实就蕴含生物科学的价值选择，反映着精神科医生的价值取向。本研究将选择以人为本的价值取向，以"全人"的视角质疑这些人们认为理所应当的主流论述，从老年抑郁症患者自身的角度理解抑郁症，从而提供关于抑郁症不一

① Gergen, K. J., *An Invitation to Social Construction* (3rd) (Los Angeles: SAGE, 2015).

样的论述。

第二，社会建构主义认为，语言系统非常重要，它可以控制人们如何理解事物，在语言系统中，所谓的合理性会造成对人们观点的压抑或者限制。具体来说，在语言系统中，每个字、每个词都是独立存在、互相区隔的，这种互相区隔就造成所描述事物的互相区隔。比如，一个人如果被诊断为抑郁症，他/她就会被认为是一个"病人"，病人意味着不健康、需要接受治疗，一旦"病人"这个词得到使用，这个人就不再是一个健康的人，或者一个普通的人，他/她就会变得边缘、小众，甚至被压抑。由于语言的区隔会不可避免地带来对某些群体的压抑，社会建构主义试图解构这些主流的论述，刻意地打破这种区隔，让中间的界限变得模糊。本研究也将基于这一价值观，关注主流论述如何形塑个体作为抑郁症患者的经验、对于抑郁症的理解，以及如何形塑他们的自尊，让来自抑郁症患者的、不同于主流论述的话语被听到，从而解构主流论述对患者的界定，寻找改变老年抑郁症患者被压抑境况的途径。

第三，社会建构主义也强调对科学话语的挑战。① 科学家在某个领域有着丰富的知识、有着描述和解释事物的权力，但普通大众由于没有足够的知识，只能接受科学家的观点并服从他们的建议。用格根的话来说："因为科学家可以制造和掌握真理，所以他们的观点就可以影响社会，形成社会关于事物的认识。"② 比如，精神科医生有关于精神疾病的知识，他们就可以制定关于精神疾病的诊断手册，并决定哪些人有病。这种认识会影响社会对精神疾病的认识，甚至成为人们认识精神疾病的金标准。社会建构主义认为科学知识只是一个社会建构的产物，社会建构主义学者的任务就是打破科学家的权威，从而让那些被压抑、被定义的群体解放出来，让他们的声音被大众听到。本研究也将把研究者当作社会批判的工具，去挑战那些权威论述，并让老年抑郁症患者的声音被听到，为这一群体赋权。

---

① Foucault, M., *Power/Knowledge: Selected Interviews and Other Writings*（Brighton: Harvester, 1980）.

② Gergen, K. J., *An Invitation to Social Construction*（3rd）（Los Angeles: SAGE, 2015）.

需要注意的是，社会建构主义的这些论点并不是在说科学知识不可信，而是说，科学知识不是所谓客观的真理，它也是基于价值所形成的，也是在建构过程中产生的。社会建构主义者提醒我们认识科学主义的局限，认识世界中的多元价值，为被压抑的人们寻找一些其他的可能性。

3. 三种主要建构

社会建构主义认为有三种主要的建构来源：语言习惯（language conventions），每日会谈（everyday conversations），社会制度（social institutions）。就像上文讨论的那样，社会建构主义认为语言是人们理解外界事物的主要工具。叙事（narrative）作为一种语言的形式，如果它符合一些标准，比如观点有价值，论述有核心、有条理、有逻辑，那它就会被认为是一段好的叙事。当研究者让参与者讲一个故事时，他们更可能通过评估这段叙事是否是好的叙事来判断叙事的真实性，换言之，真理是在叙事中建构出来的。

每日会谈也是主流建构的主要来源之一。格根将之形容为"无声的力量"。例如，当人们谈论抑郁症患者时，无论他们表现出的是同情、关心还是排斥，这背后反映出的都是无意识地将抑郁症当作一个负面的事物。如果一个从来没有听说过抑郁症的人加入这样的谈话，他很快就能意识到抑郁症是一种病，是不好的。在这种每日会谈中，人与人之间普遍的规则就形成了，主流论述也在其中得到了反映。

此外，我们传统的观点常常来自社会制度。福柯认为，很多制度（包括科学、法律、医学、精神病学、教育等，福柯将其称为"统治制度"）都在维护知识，而这些知识在很大程度上影响公众对事物的认识和判断。比如，医学将抑郁症定义为一种精神疾病，这就产生了知识。普通大众很容易服从于这些统治制度，从而将知识带入他们的日常生活中，那这些知识就成了大众的普遍认识，也就成了主流论述。

对于老年患者来说，他们关于抑郁症的经历、疾病解读以及自尊都受到语言习惯、每日会谈、医学论述的深刻影响。本研究将通过深入了解患者与家人和朋友交往的经历、患者的就医经历，探索每日会谈、医学论述如何影响患者对抑郁症的解读。

（二）现象诠释主义

学者常将诠释主义和马克斯·韦伯的观点联系在一起，即在人文科学里，研究者应该关注了解，而不是关注解释。诠释主义假设，实证主义对于社会现实的描述常会漏掉一些最重要的东西，就是"主体间的、共同的意义"①。有学者认为，诠释主义就是个体寻求对世界的认识，在此过程中他们也会对其经验赋予意义。这些个体主观的意义同时又离不开社会文化和历史背景。② 换言之，个体的主观意义是在与他人的互动中形成的，同时又受到特定历史与文化背景的影响。诠释主义者主要关注的是在人们特定的活动场域中，主观意义产生、维持、改变的过程，因此诠释主义的研究者常常聚焦于参与者与他人互动的过程，聚焦于参与者生活和工作的真实场所。同时，研究者也意识到他们自己的背景有可能会影响他们对于参与者活动的解读，这样，他们就必须对自己如何理解参与者、这些理解如何被自身所处的社会历史文化所影响进行充分的反思。

克罗蒂将诠释主义的研究方法主要分为三种：解释学（hermeneutics），符号互动（symbolic interactionism）和现象学（phenomenology）。解释学强调认识事物过程中的语言建构。符号互动研究者常将自己也放置于参与者的情境中，他们自己也去接受参与者建构、理解世界的过程。现象学的基本观点是，回到事物本身。现象学的研究者关注的是参与者每天的经历以及他们对经历的解读。现象学要求研究者投入世界中，直接地、立即地理解事物。克罗蒂认为现象学有两个特质：第一，比起描述参与者的主观经历，现象学更倾向于寻找参与者到底经历了什么；第二，它会对那些习以为常的事物抱有怀疑态度。现象诠释主义者不会对每天的意义系统习以为常，而是会打开心扉重新认识现象。为此，研究者会通过半结构式的访谈、开发式的问题收集数据。本研究将现象诠释主义作为理论视角，因为

---

① Schwandt, T. A., "Constructivist, Interpretivist Approaches to Human Inquiry," in Denzin, N. K., and Lincoln, Y. S., eds., *Handbook of Qualitative Research* (Thousand Oaks: Sage, 1994), pp. 118 – 137..

② Creswell, J. W., *Qualitative Inquiry and Research Design: Choosing Among Five Approaches* (Los Angeles: SAGE, 2013).

它符合我们通过关注老年人经历了什么了解老年患者对抑郁症解读的目的。

二　理论框架

本研究将"老年抑郁"定义为老年人具有抑郁症的临床诊断。无论这个诊断是在老年期获得的，还是之前获得的，都是本研究的研究对象。因为在本研究看来，抑郁症是一个社会建构的概念，个体无论在什么时候得到诊断都有其特殊的经历以及对疾病独特的解读。

首先，本研究认为，每个人对抑郁症的解读都是产生于他们每天的生活以及社会的主流论述中的，因此本研究不单聚焦于老年患者的抑郁经历，也强调他们每天与他人的互动、主流论述、医学论述如何塑造他们对抑郁症的理解。这就包括三个途径：第一，了解老年人关于抑郁症发作和康复的经历如何塑造他们对抑郁症的理解；第二，了解老年人与重要他人的互动如何塑造他们对抑郁症的理解；第三，了解老年人在就医过程中与精神健康专家间的互动以及他们接受的治疗、享有的服务如何塑造他们对抑郁症的理解。

其次，本研究的理论框架也涵盖老年抑郁症患者的自尊，因为自尊与抑郁症以及衰老过程都有紧密的关系。本研究关注的重点并非低自尊是抑郁症的因还是果，也不把低自尊看作抑郁症的一个症状，而是假设每个老人都有对抑郁症不一样的理解，这些理解会形塑每个人的自尊。因此，本研究强调的是对抑郁症的解读如何形塑老年人的自尊，老年人的自尊也会影响他们对抑郁症的理解，这是一个动态的、双向的过程。

再次，本研究也关注老年人抑郁经历与疾病解读的性别差异。就像文献回顾里提到的那样，抑郁症在当代社会被建构为一种"女性的疾病"，那男性的患病体验和女性的患病体验或许就有差别。基于此，本研究假设男性和女性在抑郁经历和疾病解读上存在差异，进而使其对自我价值的评价也存在不同，而关于性别的论述影响了这种差异的形成。

最后，本研究假设无论是老年患者的抑郁经历与疾病解读，还是他们的自尊，都受到中国社会文化的影响。如前文所述，由于中国的精神卫生服务尚在发展之中，仍有许多不完善之处，所以相较于西方发达国家的患者，中国的抑郁症患者有着不一样的患病与就医经历。同时，由于受中国传统医学的影响，中国人有不同的抑郁表达方式，中国社会正经历着对老年人看法的转变，这可能形塑老年人对疾病的理解以及对自我价值的评价。

在本研究的理论框架中（见图2－1），老年人对抑郁症的解读受到四个方面的影响：他们关于抑郁症的经历与感受，包括抑郁发作与康复的过程；他们在罹患抑郁症的过程中与重要他人的日常互动，以及身边人对抑郁症的看法；关于抑郁症的医学论述，包括精神健康专家对疾病的看法、老年人在就医过程中与专家的互动；社会对性别以及抑郁症的论述。老年人对抑郁症的解读会形塑他们的自尊，而自尊的变化反过来又会影响他们对抑郁症的认识。所有这些过程都受到中国社会文化的影响。

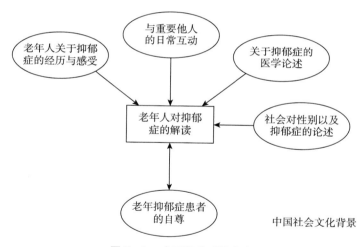

图2－1　本研究的理论框架

三　研究问题

本研究有一个最核心的研究问题：中国老年抑郁症患者如何解读这个疾病。这个问题背后蕴含四个假设：第一，抑郁症的定义不是固定的，它是一个社会建构的概念，老年人对抑郁症的解读受到自身患病经历、与重要他人的日常互动以及主流医学论述的影响；第二，老年人对抑郁症的解读会影响他们的自尊，而自尊会反过来影响他们对抑郁症的认识；第三，老年人的患病经历、对疾病的解读以及自尊都受到中国社会文化的影响；第四，由于性别论述的影响，男性和女性老年人的疾病经验和疾病解读会存在差异。

为了更好地了解中国老年抑郁症患者的患病经历和对疾病的解读，本研究将核心问题拆分成了以下四个研究问题。

研究问题一，老年抑郁症患者的患病历程是怎样的？他们在历经抑郁症的过程中，与重要他人和精神健康专家之间的互动是怎样的？

研究问题二，老年抑郁症患者的患病经历如何形塑他们对抑郁症的理解？他们与重要他人和精神健康专家之间的互动如何形塑他们对疾病的理解？他们对疾病的理解如何影响他们的自尊？

研究问题三，中国社会文化如何形塑老年患者对抑郁症的理解？如何形塑老年患者的自尊？

研究问题四，中国老年患者的抑郁症经历和疾病解读是否存在性别差异？性别论述如何影响他们的患病经历和疾病解读？

为了回答这些问题，本研究采用质性研究的方法，深入地访谈被诊断为抑郁症的中国老年人。下一章将介绍研究设计、研究过程以及研究中的伦理考量。

第三章 研究方法

本章将介绍用来了解在中国社会文化背景下老年抑郁症患者患病历程和疾病解读的研究方法。在第一部分，我将解释为何使用质性研究方法来开展此项研究，以及我，作为一个重要的研究工具，如何参与到研究中。在第二部分，我将详细介绍研究过程，包括研究地点的选择，如何进入田野，招募研究对象的过程，数据分析方法，减少研究偏误、提升研究可信度的措施，涉及的伦理议题。

一 调查方法

（一）质性研究方法和现象学的调查方法

1. 质性研究方法

量化研究背后的认识论是客观主义、科学主义，它强调通过测量或者实验方法解释因素与现象之间的因果关系。不同于量化研究，质性研究是去探寻事物的社会建构的本质。它强调研究不可能完全客观，都承载着价值观，它关注社会经验产生和被赋予意义的过程。因此，"质性"二字就意味着并非关注数量、频次等，而是追寻事物本质与意义建构过程。① 质性研究专家 Denzin 和 Lincoln 曾指出："'质性研究'是一种将观察者放置到真实环境中的活动。它由一系列的诠释工作以及材料收集与分析工作构

---

① Denzin, N. K., and Lincoln, Y. S., "Introduction: Entering the Field of Qualitative Research," in Denzin, N. K., and Lincoln, Y. S., eds., *The SAGE Handbook of Qualitative Research* (Thousand Oaks, CA: SAGE, 1994), pp. 1 – 17.

成，旨在将世界带到眼前。这些工作将世界转换成了一堆材料，包括田野记录、访谈资料、会谈内容、照片影像、录音和自我日志。从这个层面说，质性研究是用诠释与自然的方式了解世界。这就意味着从事质性研究的研究者需要在自然领域中开展研究，诠释、解读参与者带给他们的内容。"①

如上面章节所述，从社会建构主义的角度看，研究者对研究范式的选择都是基于他们的世界观、对问题本质的认识以及他们的潜在读者（常为一些小众群体）的。在本研究中，我选择用质性研究方法来调查当代中国老年人对抑郁症经历的解读，原因有三。第一，质性研究范式符合我的世界观，即真相、真理是社会建构的，问题的本质是应该放在特定情境中来考量的。第二，只有质性研究才能达到本研究的研究目的，即尽可能丰富地、深入地了解老年人对抑郁症的解读，并了解其对自尊的建构过程，以及社会文化对患病经历与疾病解读的形塑过程，这是量化研究无法做到的。第三，质性研究方法将研究者置于真实环境中，这可以帮助我们获得参与者的疾病解读与社会文化情境间互动的第一手信息。

2. 现象学的调查方法

质性研究中有五种调查方法——叙事研究、个案研究、现象研究、扎根理论和行动研究。② 我采用了现象研究的方法来回答本研究的研究问题。现象研究的目的是描述个体在某种现象中的真实经历以及他们赋予这些经历的意义，它关注共同经历某种现象的若干个体，并描绘这些个体的经验有哪些共同点，从而提炼出相似经验中最核心的部分。③ 有学者给出了现象研究方法的四个特点：第一，它关注某个特定的现象，这个现象有一个概念或者一个命名；第二，它的研究对象是一群都经历了这个现象的个

---

① Denzin, N. K., and Lincoln, Y. S., "Introduction: The Discipline and Practice of Qualitative Research," in Denzin, N. K., and Lincoln, Y. S., eds., *The Sage Handbook of Qualitative Research* (4th) (Thousand Oaks, CA: SAGE, 2011), pp. 1 - 19.

② Creswell, J. W. et al., "Qualitative Research Designs: Selection and Implementation," *The Counseling Psychologist* 35 (2007): 236 - 264.

③ Creswell, J. W., *Qualitative Inquiry and Research Design: Choosing Among Five Approaches* (Los Angeles: SAGE, 2013).

体；第三，它的数据收集主要通过访谈这些个体完成，一些研究也会采用观察法和文献法；第四，它的数据分析常常是跟随一系列系统的步骤来进行，将很窄的类别汇集为更广的类别，在这个过程中，它会详细描述两个内容：个体经历了什么，个体如何经历。

（二）研究者作为研究工具

在质性研究中，研究者是最重要的研究工具。研究者不仅要去田野，还需要了解参与者的语言、文化，获得他们的信任，与他们建立良好的关系。在开展研究的过程中，不仅要访谈参与者，研究者常常还需要将自己也代入参与者的角色，以参与者而非专家或学者的视角思考问题，并在研究者与参与者的关系中传达一种尊重与欣赏。

当然，质性研究是一种需要研究者做解读的研究方式，因此研究者自身的偏见、价值观、评判就有可能会影响到整个研究过程。研究者必须在研究过程中保持反思，意识到自我认知局限、对政治或文化的看法等对研究的影响。因此，研究者需要一直进行自我反思的记录，持续地检验了解到的事物和如何去了解事物。

二 研究过程

（一）研究地点

本研究的研究地点在云南省昆明市 K 医院。选择该医院有五个方面的原因。第一，昆明是一个典型的中国城市，受中国文化长期的影响。在过去一百年，和其他大多数中国城市一样，它历经了国家深重的苦难，比如日本侵华，也历经了剧烈的社会变化，比如新中国的成立、改革开放后国家的经济腾飞和现代化的飞速发展。简单来说，在昆明开展研究，可以了解中国社会文化如何形塑老年人的患病历程和疾病解读。

第二，K 医院是一个典型的"大医院"，它是公立的三级甲等医院，在当地的公共卫生医疗服务中扮演着重要的角色。它的精神医学治疗在学术与临床上都享有极好的声誉，是精神医学治疗最为权威的机构之一。因此，这里是帮助我了解医学论述如何影响老年患者的患病历程和疾病解读的较为理想的研究田野。

第三，K 医院作为三甲医院和精神医学治疗的权威机构，有着足够多的精神健康专家和老年抑郁症患者。在开展研究期间，我所调查的科室有超过 20 位专职精神科医生和超过 20 位精神科护士，包括 4 位主任医师、11 位副主任医师，同时还有多家单位前来进修、实习的医师。科室一年的门诊病人超过 50000 人，住院病人超过 1800 人。因此在 K 医院开展研究，我可以接触到足够数量的精神健康专家及老年抑郁症患者。

第四，我曾在该科室作为实习生、见习生工作和学习过多次，与科室的医生和护士保持着良好的关系，也对科室日常工作要求有着较为清晰的认识，因此我被允许在该科室开展田野调查，比如接触患者、在科室进行观察研究、使用科室的心理咨询实务流程和技巧来开展研究访谈。

第五，根据经验，比起普通话，大部分中国老年人更习惯使用方言。在昆明市，我可以和老年人用我们共同的方言昆明话来进行沟通，共同的语言能够帮助我在深入的个案访谈中更好地理解老年人的表述，我也可以更好地促进老年人的表达，这对进行基于现象诠释主义的质性研究极为重要。

（二）抽样过程

本研究采用目的抽样的抽样方法。和旨在形成一个具有代表性样本的概率抽样不同，目的抽样旨在尽可能多地获得与研究目的最相关的资料和信息，它有着明确的抽样目的。[①] 因此，在目的抽样中，研究者会寻找一个最容易接触参与者的田野，然后找寻经历丰富、表达良好且最愿意分享自身故事的参与者。该研究的目的不是将研究对象的经验推广到其他人群，而是了解特定人群的疾病经验，因此本研究寻找的对象都为老年抑郁症患者。

---

① Patton，M. Q.，*Qualitative Research and Evaluation Methods*（3rd）（Thousand Oaks，Calif：SAGE，2002）.

自 2016 年 10 月起，我获得了 K 医院相关科室负责人的同意（见附录一《研究介绍信（致科室主任）》），作为一名实习生进入科室，在科室的门诊和住院部接触老年抑郁症患者、精神科医生和精神科护士，对他们进行深入访谈，并在科室中进行参与式观察。

纳入研究对象的老年抑郁症患者需要达到以下六条标准。

标准一，60 岁及以上。因为我国《老年人权益保障法》将老年人界定为 60 岁及以上的人群。

标准二，由于本研究的议题是老年抑郁症患者的患病经历和疾病解读，因此，所有研究对象都需要被诊断为抑郁发作或者抑郁症。在招募研究对象的时候，ICD-10 已经成为我国医疗机构使用的唯一合法的诊断手册，ICD-10 将抑郁发作和抑郁障碍分为轻度、中度和重度。本研究基于的理论是社会建构主义，该理论认为抑郁障碍的严重程度都是一种医学的建构，因此本研究招募老年抑郁症患者时，不区分其抑郁症的严重程度，无论严重程度如何，都可以纳入研究样本。本研究假设，无论患者的抑郁症达到什么严重程度，他/她的抑郁症的经历和他/她对疾病的理解都是独特的，都值得被关注。出于同样的原因，本研究也不以老年人是否认为自己患有抑郁症为标准来选择研究对象，因为患者是否认为自己是抑郁症患者背后反映了他们独特的抑郁症患病经历和对抑郁症的看法，这些恰恰是本研究关注的重点。

标准三，本研究需要关注老年患者与精神健康专家间的互动，因此在数据收集阶段，本研究纳入的研究对象需要正在接受治疗，他们可以是住院患者，也可以是门诊患者，可以处于疾病的发作期，也可以处于康复期。

标准四，本研究要探索中国社会文化如何形塑老年人对抑郁症的解读，因此本研究只招募中国老年人，他们的一生或者绝大部分人生都在中国度过，他们接受抑郁症的治疗也在中国。

标准五，因为研究需要一对一的深入访谈，每次访谈需要持续大约一个小时，整个收集数据的过程需要半年左右，所以本研究招募的老年人需要具有言语交流的能力，需要足够健康。

标准六，老年患者愿意参加研究。

总的来说，本研究招募的研究对象的纳入标准包括：60 岁及以上；被精神科医师诊断为抑郁发作或抑郁症；在抑郁症的治疗过程中；中国人；能够独立进行口头交流；愿意签订《知情同意书（老年人）》（见附录二）。

本研究也制定了排除标准。第一，在接受抑郁症治疗期间，还经历着其他精神疾病的治疗。因为其他精神疾病的治疗经验以及疾病发生的经验都有可能使研究结果混淆。但如果在被诊断为抑郁症之前，老年人有过其他精神疾病诊断，那可以成为研究对象，因为由于误诊等，老年人有可能有过其他精神疾病诊断。第二，与其他严重的躯体疾病或者躯体疼痛（如癌症晚期等的疼痛）共病。同样，严重疾病的患病经历有可能会干扰研究结果。但患有其他老年期常见躯体疾病（如糖尿病、高血压等）的老年人不会被排除。因为这些疾病在老年人中的流行率很高，其通常能得到良好的治疗，不会对老年人的生活产生严重影响，所以仍会将这些老年人纳入研究对象。

除了老年患者，他们的重要他人也是我们的研究对象之一。本研究不仅需要对老年患者进行访谈，也需要访谈他们的重要他人，从重要他人的视角来看每日会谈对老年人疾病解读的影响，同时，也从侧面了解老年人患病经历的真实性，从而提高对老年人疾病认识的可信度。对老年人重要他人的纳入标准有以下三条。

第一，是老年人的重要他人，包括伴侣、子女、其他重要的亲戚或朋友。

第二，能够独立地进行口头交流。

第三，愿意签订《知情同意书（重要他人）》（见附录三）。

本研究的研究对象也包括精神科医生和护士，精神科医生和护士能够最直接地提供主流医学论述如何解释抑郁症的信息，同时也能从另一个角度描绘老年人与精神健康专家之间的互动。针对精神科专家的纳入标准有以下五条。

第一，具有我国精神科医师和精神科护士的认证资格。

第二，对于精神科医生，需要有博士学位、十年及以上的精神科临床工作经验，包括主任医师、副主任医师和主治医师。

第三，对于精神科护士，需要有至少硕士学位、十年及以上的精神科临床工作经验，包括护士长和副护士长。

第四，在老年人接受治疗期间，在我所调查的科室工作。

第五，愿意签订《知情同意书（专家）》（见附录四）。

本研究对研究对象的招募共分为两个阶段。第一个阶段为 2016 年 10 ~ 12 月。这一阶段我的主要任务是熟悉科室里的医生和护士，熟悉科室的工作流程，并寻找潜在的受访对象。这一阶段我主要以心理咨询专业实习生的身份在住院部学习，在住院部可以深入地了解精神医疗工作的情况，也可以较为深入地与医务工作者和患者交流。住院部总共有六组医师团队，每组至少有一名主任医师或者副主任医师以及一位住院医师和一位实习医师，他们总共负责 13 位患者。在住院部的 3 个月里，我跟随同一组医师团队，参与他们几乎所有的医务活动，包括早会、查房、日常诊疗和文案工作等。在这个过程中，我不仅观察精神科医生与护士的工作、观察他们如何与患者互动，也去接触患者，和他们交谈，了解他们的情况和感受。在这三个月的学习中，我与科室中的医生和护士建立了良好的信任关系，总共完成了对 4 位精神科医生和 2 位精神科护士的深入访谈。也招募到一位患有抑郁症的老年人（赵阿姨），和她进行了两次深入的访谈。不过赵阿姨并非我在科室实习时认识的患者，她是朋友为我介绍的患者，她长期在我实习的科室接受治疗，满足所有纳入条件。在这一阶段的尾声，我对这些访谈资料进行了初步的分析，与我的督导和同行一起多次讨论了研究结果，并为第二阶段拟出了进一步的研究计划和访谈提纲。

第一阶段的住院部实习过程虽然让我对医生、护士的工作有了较为深入的了解，也可以观察到患者与医生较为深入的互动，但是我发现在住院部很难接触到符合纳入标准的老年人，因为住院部大多是严重的精神障碍患者，以精神分裂症患者为多数，抑郁症患者较少，抑郁症的老年人更少。因此第二阶段我决定在门诊开展研究，以接触更多的有抑郁症诊断的老年人。

第二阶段从 2017 年 5 月开始，共持续了 4 个月。在得到四位精神科医生的允许后，我以实习生的身份进入医生的门诊诊疗室进行观察研究。

在此过程中，我一方面观察医生与患者的互动，另一方面招募研究对象。当看到符合纳入标准的老年人时，我会向他们介绍我的研究，并询问他们是否有兴趣加入我的研究。由于第一阶段我和精神科医生建立了良好的信任关系，他们也会向老年人介绍我的研究，如果有适合的老年人，他们会将其推荐给我。这不仅让我能够接触到足够多的老年人，而且让我能够相对容易地获得老年人的信任。在第二阶段，我总共招募到29位老年抑郁症患者，其中女性21位，男性8位，同时还招募到8位患者家属（孙阿姨的姐姐，冯阿姨的丈夫和儿子，沈奶奶的儿子，孔爷爷的老伴，严叔叔的妻子，华叔叔的妻子和儿子）。我与他们分别进行了一到两次的深入访谈。

当然，在第二阶段的数据收集过程中，我同步进行了数据分析。每次做完访谈，我会尽快将录音转录为文字稿，开展初步的数据分析工作，书写田野日志，并和督导进行讨论，同时思考是否需要调整访谈提纲。当访谈所获得的内容开始变得重复，访谈对象所提供的信息已经差不多饱和时，那证明我的访谈工作可以结束了，我就不再招募研究对象。表 3 - 1 和表 3 - 2 分别总结了 30 位老年人、4 位医生和 2 位护士的基本信息。

表 3 - 1 老年参与者基本信息和抑郁症相关信息

称呼	年龄（岁）	退休前职业	居住地	第一次诊断时间	抑郁发作次数（次）	访谈日期
赵阿姨	60	银行职员	城市	2002	>3	2016 年 11 月 9 日，2016 年 12 月 7 日
钱阿姨	66	工人	城市	2000	>3	2017 年 5 月 22 日，2017 年 8 月 28 日
孙阿姨	62	工人	城市	2017	1	2017 年 5 月 23 日
李阿姨	60	工人	城市	2006	>3	2017 年 5 月 24 日
周阿姨	62	护士	城市	2008	3	2017 年 5 月 29 日
吴奶奶	78	教师	城市	2001	>3	2017 年 5 月 31 日
郑阿姨	61	个体户	县城	2005	>3	2017 年 6 月 5 日
王阿姨	74	—	城市	1996	>3	2017 年 6 月 14 日
冯阿姨	74	个体户	农村	2013	1	2017 年 6 月 26 日

续表

称呼	年龄（岁）	退休前职业	居住地	第一次诊断时间	抑郁发作次数（次）	访谈日期
陈阿姨	65	公务员	城市	2017	1	2017 年 6 月 28 日，2017 年 8 月 21 日
诸阿姨	61	公务员	城市	2016	1	2017 年 7 月 3 日
卫阿姨	70	公司职员	城市	1980s	>3	2017 年 7 月 5 日
蒋阿姨	73	工人	城市	2011	3	2017 年 7 月 12 日，2017 年 7 月 14 日
沈奶奶	80	医生	城市	1990s	>3	2017 年 7 月 17 日，2017 年 8 月 16 日
韩阿姨	66	药厂职工	城市	2015	1	2017 年 8 月 13 日
杨阿姨	64	银行职员	城市	2017	1	2017 年 8 月 16 日
朱阿姨	70	书店职员	城市	2015	2	2017 年 8 月 21 日
秦阿姨	69	教师	城市	2005	>3	2017 年 8 月 21 日
尤奶奶	75	医生	城市	2009	2	2017 年 8 月 28 日
许阿姨	60	—	城市	2007	1	2017 年 8 月 28 日
何阿姨	61	教师	农村	2017	1	2017 年 8 月 28 日
吕阿姨	65	农民	农村	2017	1	2017 年 8 月 30 日
施伯伯	72	教师，驾驶员	城市	2017	1	2017 年 6 月 5 日，2017 年 8 月 14 日
张叔叔	69	仓库管理员	农村	2015	1	2017 年 6 月 7 日，2017 年 7 月 5 日
孔爷爷	77	公务员	城市	2011	2	2017 年 6 月 30 日，2017 年 7 月 3 日
曹叔叔	68	公司职员	县城	2013	1	2017 年 7 月 3 日
严叔叔	65	公务员	县城	2011	>3	2017 年 7 月 7 日
华叔叔	66	教师，农民	农村	2017	1	2017 年 7 月 10 日，2017 年 8 月 7 日
金爷爷	77	军人	城市	2016	1	2017 年 8 月 9 日
魏叔叔	65	公司职员	县城	2003	>3	2017 年 8 月 21 日

注：按照参与者性别和访谈时间排序。

表 3－2　精神卫生专业人员基本信息

称呼	性别	年龄（岁）	职称	最高学位	访谈日期
王医生	女	33	住院医师	医学硕士	2016 年 11 月 8 日，2016 年 11 月 9 日
陈医生	女	39	副主任医师，副教授	医学博士	2016 年 12 月 5 日
宋医生	男	54	主任医师，科主任	医学博士	2016 年 12 月 13 日，2016 年 12 月 14 日
黎医生	女	—	副主任医师，副教授	医学博士	2016 年 12 月 15 日
唐护士	女	37	副主任护师	硕士	2016 年 12 月 9 日
肖护士	女	—	主任护师	硕士	2016 年 12 月 13 日，2016 年 12 月 15 日

注：按照参与者的职业和访谈时间排序。

（三）访谈和参与式观察

本研究的资料通过一对一深入访谈和参与式观察来进行收集。所有访谈都采用半结构式访谈的方法，参照访谈提纲（附录五、附录六、附录七）来完成。经科主任允许，访谈在科室的心理咨询室中进行。每次访谈都会录音，录音知情同意书会在访谈前获得，当参与者充分了解研究和录音后，我会告知参与者打开录音设备，开始访谈。

针对老年患者，访谈的重点聚焦于了解他们在罹患抑郁症过程中的主观体验，如何与精神健康专家和重要他人打交道，如何理解疾病，以及如何评价自我价值。当访谈对象是患者的重要他人时，访谈的重点是他们如何与老年人互动，从他们的角度如何理解抑郁症，如何看待老年人患病。和部分家属的访谈是单独进行的，比如冯阿姨的儿子和华叔叔的儿子；与其他家属的访谈是与患者一同进行的。当访谈对象是精神卫生专业人员时，访谈的重点会放在他们与老年患者之间的互动上，以及他们如何理解老年期抑郁症、如何看待这些老年人。

在所有的访谈中，都采用多听少说的方式，尽可能地让参与者充分表达，尽可能避免干扰参与者想法。在访谈中，如果老年人情绪低落、表达踌躇时，我会给予他们足够的尊重、温暖、同理，尽可能少地询问，尽可能不提建议，避免内隐地或外显地对老年人产生评判，尽可能鼓励他们，让他们感到安全、放心、受到尊重，可以不用顾忌地表达自己的想法和感受。当然，对于一些关键点，我会更多、更细地询问。在访谈过程中，我会记录下老年人的情绪反应和非言语表情、动作、沉默等。每次访谈持续半小时到一个半小时。为了更充分地收集资料，在访谈接近尾声时，我会询问老人是否愿意再一次进行访谈，也会记下他们的联系方式。

每次访谈结束，我会立刻写下田野日志，在日志中，会总结此次访谈，记录下参与者的情绪表达，写下我对参与者总体的印象，以及在访谈中的反思。之后我会尽可能快地完成录音转录，确保理解访谈过程中的每句话语，有任何不清楚的地方，我会联系参与者澄清语句的意思。

同时采用参与式观察的方式收集资料，为此，我作为实习生在科室全日制工作学习了共 7 个月。其间，我观察和记录精神科医生与护士在住院部以及门诊的日常工作，记录他们与老年患者的互动过程。在门诊医生诊疗室开展观察研究时，每次医生结束对老年患者的问诊后，我会第一时间询问医生如何看待患者的病情，如何看待这位患者。对于老年人，我同样会在他们结束诊疗后，询问他们与医生互动的感受，如何理解医生的看法和建议；同时，观察他们如何与陪伴他们就医的重要他人互动。而所有观察的资料会形成田野观察记录，并进入之后数据分析的过程。

（四）数据管理和数据分析

我将所有录音逐字转录为文字稿，并标记出所有的沉默、停顿、语气语调、情绪反应（比如哭泣）、肢体动作等。所有文字稿导入 Nvivo 11 进行管理和分析。

数据分析采用了主题分析的方法。具体参考了 Van Mane 总结的三种分析方法：第一，整体模式，在整体的阅读中关注那些与研究主题密切相关的核心语句和段落；第二，选择性模式，重点关注那些与重要经历相关的核心语句；第三，详细模式，检验每一句话，确保理解每句话背后的意思。① 本

---

① Van Mane, M., *Research Lived Experiences: Human Science for an Action Sensitive Pedagogy* (Albany, N. Y.: State University of New York Press, 1991).

研究采用了这三种模式。首先，为了对访谈资料有整体的感知，我在编码前重复阅读每份材料。其次，我详细阅读每份转录材料的每句话，确保理解每句话的意思。最后，我勾画出所有的重点语句或段落，明确它们的意思，为它们命名，并将它们进行层层归纳，形成主题。在四份编码过的转录材料中，关于老年人的编码框架开始有了雏形。这样，在之后的编码中，就可以参照这个编码框架进行编码，并在编码中持续修改框架。在编码完所有转录材料后就形成了每一层的编码，最终归纳汇聚成最主要的主题。

在这个研究中，数据分析和数据收集过程是同步进行的，二者是一个互相促进的过程，数据分析过程可以帮助更好地形成下次访谈的提纲，对重点议题进行更加深入的挖掘。

（五）提高研究质量的策略

区别于量化研究中的信效度，在质性研究中，研究质量常常通过可信度（trustworthiness）——一个比信效度更广的概念，来进行评估。根据可信度的框架，真实（或者效度）看的是这个质性研究是否触及事物的本质，如果研究者的解释具有效度，则说明研究可以真实地反映出它想要描述、解释的某个现象。[①] 在本研究中，涉及数据收集过程、数据分析过程、以及我的个人经历三个技术问题，有可能会影响研究的可信度。

在数据收集过程中，有四个原因会导致参与者实际的描述和他们本身的经历之间有差别。一是人们的经历非常复杂，无法用语言完全表述出来，特别是对于有抑郁症状的老年人来说，他们常伴有认知能力的受损，这会使得语言表达更加受限。为了尽可能地缩小语言和实际经历之间的差距，我会鼓励老年人在访谈中使用自己的方言进行表达。同时，我会记录下参与者在访谈中的非言语表达，从而弥补语言表达有可能的疏漏。当参与者在表述中碰到难以言表的事情时，也鼓励他们使用肢体语言。

二是参与者所意识到、所表述出的内容少于他们自身的经历和思考。

---

① Hammersley, M., *What's Wrong with Ethnography?* (London: Routledge, 1992).

在这种情况下，我会尽可能地帮助参与者进行表达，也会使用心理咨询的方法，比如同理、探索性询问等来帮助参与者探索他们内在的感受。

三是由于社会期望（social desirability），参与者为了迎合研究者，或者为了获得一个好的印象，刻意隐瞒自己真实的想法或感受。比如，有的参与者认为我是精神科医生的朋友或者同事，从而就不去表达和医生互动的不愉快经历；有的参与者故意夸大自己的伤痛，从而希望获得更多的帮助和同情；有的参与者将我看作专家，由于害怕专家给予他们不好的评价，从而粉饰自己的经历，讲述那些专家可能认为正确的话语。对于男性患者，他们可能担心被认为懦弱，不愿意在我这样一名年轻女性的面前充分表达情绪，从而隐瞒脆弱，刻意表现出积极的自我。为了减少社会期望的影响，提升研究的质量，我采用了四个措施。第一，避免让参与者觉得我是专家、我是权威，我总是与参与者平等相处。在和老年人相处的过程中，我总是对他们抱有足够的尊重，对他们真诚相待。在每次访谈之前，我会向他们介绍自己，解释研究目的，向他们讲解知情同意书中的内容，强调保密原则，让他们进入访谈时就感到安全、放松。如果在访谈中他们犹豫要不要叙述，我会再次强调保密原则，让他们为所分享的内容感到放心。如果他们不想表达，我不会强迫或刻意引导他们，而是尊重他们的隐私，并表示理解。第二，我让自己长期沉浸在研究环境中，持续地开展研究，即"长期参与"（prolonged engagement）。在这个长期参与的过程中，我倾听参与者的故事，了解他们的哀伤，这不仅帮助我收集资料，而且让我与参与者之间建立了相互信任的关系。他们每次来医院就诊都会看到我，和我打招呼，愿意和我分享他们的喜怒哀乐。第三，采用"三角验证"（triangulation）的策略来提高研究的可信度。有学者认为三角验证包括数据、研究者、理论、方法学的三角验证。① 由于我的研究是一个探索性的研究，没有理论假设，而且仅由我一个人开展田野调查，因此我使用了数据和方法学的三角验证。在数据收集的过程中，我不仅访谈老年人，还访谈他们的重要他人和精神科专家，这样可以帮助我从不同角度了解在

———————————

① Lincoln, Y. S., and Guba, E. G., *Naturalistic Inquiry*（Thousand Oaks：Sage Publications, 1995）.

老年人身上到底发生了什么，从而提升数据可信度。在方法上，我不仅采用访谈方法，也进行参与式观察，用不同方法获得老年人患病经历和疾病解读的资料，不同方法间相互佐证。第四，因为研究者在诠释参与者患病经历和疾病解读中扮演着极为重要的角色，可以说研究者和参与者共同完成了对参与者意义的建构和梳理。因此只要有任何对参与者表达的不理解，我会在第一时间询问参与者，澄清他们的表达。如果访谈已经结束，我会通过电话或者再一次的访谈去澄清参与者的表达。此外，我也会和督导及同伴开展小组讨论，更深入、准确地开展数据分析工作。

四是研究者的个人经验。在这个研究中，我和老年人年龄差距很大，甚至是隔代差距，必然会有想法上的代沟。在这种情况下，我时刻提醒自己要多听少说，警惕我们之间价值观的不一致，避免评判参与者，要给予这些老年人足够的空间表达自己的想法和感受。为了更了解老年人，我去聆听父母辈的故事，试着了解感受他们那个年代的时光，试着理解他们的想法和观念。这些过程对我而言很重要，让我能够发自内心地理解老年人，尽可能地懂他们。虽然我知道我们之间的代沟仍然存在，但这或许可以成为我的优势，激起我的好奇心，让我在访谈中成为老人家们的忠实听众，记录并书写他们的人生故事。当然，为了避免受到我个人经验的限制，我也会定期与督导沟通交流，客观地检视自己的研究者角色，看看它是否会影响我对老年人经历的诠释。而每次督导后我都会做记录，让自己始终能够做一位诚实的研究者。

我也知道，在质性研究中，研究者作为最重要的研究工具，不可避免地会影响研究，因此核心的问题常不在于减少管理偏误，更重要的是如何运用研究者的知识准确而深入地获得对某一现象的理解。[①] 因此，除了用各种方法减少偏误从而提升研究的可信度外，我也保持反思，反复问自己五个问题。

第一，在开展研究的过程中，我的立场和价值观是什么？这些立场和价值观对资料的收集、分析、诠释有何影响？

---

① Wells, K., *Narrative Inquiry* (New York: Oxford University Press, 2011).

第二，我和参与者是如何在情感上互动的？这种互动对资料的收集、分析、诠释有何影响？

第三，参与者在参与研究的过程中在多大程度上受到鼓舞，如何被赋权？这种被赋权的感受对资料的收集、分析、诠释有何影响？

第四，我的理论框架和研究方法如何影响资料的收集、分析和诠释？

第五，对于资料，除了我给出的解释，是否还有别的解读？

（六）伦理议题

由于患有抑郁症的老年人是一个有特殊需求的群体，所以我在对他们进行研究时，伦理议题是尤为需要关注的。首先，为了获得开展研究的合法性，我获得了香港中文大学伦理委员会的研究伦理许可。在研究中使用的人名都做了匿名化处理。

其次，我获得了每一位参与者的知情同意。在知情同意书上我介绍了研究的目的和过程、可能存在的风险，并且告诉他们，他们有权利拒绝参与研究，有权利在任何时候退出研究。为了答谢参与者，同时又符合研究伦理，我会在研究结束后给参与者一张 20 元的糕点券。

再次，对于那些有创伤经验的参与者，回溯过去的事情可能会唤起他们被压抑的回忆和负面的情绪。为了避免可能的伤害，在访谈开始前我会告诉参与者他可以自主决定想要分享的内容。在访谈中，我会留意参与者的情绪状态，给予他们及时的支持和反馈。如果参与者还没有准备好和我分享他们的哀伤，我会尊重他们的意愿。如果他们情绪激动，我会停下访谈，给予参与者充分的哀悼时间和空间，只有待他们准备好时，我才会重新开始访谈。在有必要的时候，我会运用我学习到的临床心理学和心理咨询的专业方法来帮助参与者处理情绪。当然，我也会提醒自己，在访谈中我的身份是一个研究者，而不是一个咨询师。

又次，因为大部分参与者都是老年人，我会在访谈中留意他们的身体状况。如果发现他们在访谈中感到疲惫，我会停下访谈，给予他们充分的休息时间，或者终止访谈。我也会准备一些健康的零食，以备参与者的需要。

最后，我会告诉每一位参与者我会保障他们的权益，严格遵守保密原则，保管好所有的访谈资料，在没有得到他们同意的情况下，不会将资料泄露给任何人。我也会告诉参与者保密原则被打破的情况，比如我发现参与者有明显的自杀意愿和计划，有自伤和伤害他人的可能性，等等。在访谈开始前，所有参与者都会被告知保密原则和保密例外。

第四章　绝望的老年人

——老年抑郁症患者的患病经历及与专家和亲属的互动

> 彻底崩溃了我，我就觉得药对我完全没有用了，那种难过，我第二天迫不及待地就打电话，那种就是像在找一根救命的稻草一样的，就是抓住医生都不想放，赶快解决我的问题，我已经不行了。

这些话是赵阿姨在第一次访谈中分享的。她坐在我身旁的沙发上，情绪饱满甚至激动地细数着她的每一次抑郁发作，就像这些发生在昨天一样。赵阿姨总共经历了 5 次抑郁发作，上面这段话是她对第四次抑郁发作的描述，那年她 53 岁，那是她所经历的最严重的一次抑郁发作，她在那次抑郁发作中感到了深深的绝望，她似乎被病魔拽入了深渊，充满了恐慌和绝望。那句"像在找一根救命的稻草一样的，就是抓住医生都不想放"是对这种绝望感最强烈的表达。

在我对赵阿姨的访谈中，她不仅描述了抑郁发作时的痛苦，还与我分享了她与家人、朋友怎么一同面对疾病，她每一次的治疗经历，精神科医生如何帮助她一点点走出疾病、恢复正常的生活。她在每一次的抑郁发作中都经历着痛苦和挣扎，也与他人有无数次的交流和互动。而在赵阿姨分享这些经历的过程中，她流露着十分复杂的情感，有时双眼含泪，有时满腔愤怒，有时唉声叹气。

这是我第一次与患有抑郁症的老年人深入交流，第一次如此完整地倾听他们的人生故事与内心感受，这让我意识到，这些老年人的经历如此之丰富，他们的患病经历中也绝不只有与疾病抗争的过程，还有着无数次与他人的互动，只有详细了解他们有关抑郁症的所有故事，我才真的能够探究到他们为何如此绝望，才能真正理解他们深层次的痛苦。本章将讲述和赵阿姨一样被抑郁症困扰过，甚至折磨过的老年人的经历，包括在患病中的体验，以及和医生、亲友互动的经历。

一 患病经历：失控与无助

（一）突然的抑郁发作

以前不会，就是这二十天以后，就是那天去世博园玩玩，前心吵着后心烧，睡不下去，那个疼，那个受罪法，心是心慌，头是头昏，紧是紧张，紧张得很，就跟谁，这个脖子，这个脖子酸的，就像谁掐着我的脖子，那个死的感觉。

孙阿姨，62岁，我见到她的时候她正经历着第一次的抑郁发作，上面所描述的就是她这次抑郁发作时的感受。那天孙阿姨正和家人一起去公园游玩，这本该是一段愉快的时光，但是抑郁症状突如其来，如此强烈，让孙阿姨失去控制，并陷入强烈的无助感中。

在老年人的叙述中，抑郁发作总是这样突如其来，让人猝不及防。事实上，很多老人都有和孙阿姨类似的叙述，比如周阿姨：

就是突然这个人就觉得不舒服，就是头昏，开始就是头昏，头昏得厉害，然后心情不好，总是有那种恐惧感，还有就是焦虑，急得很，干什么事情都特别着急，然后反正是特别特别急，说不出来那种味道，什么都没有，没有兴趣，我们这种话就是没有兴趣，就是冷漠得很。

段阿姨：

　　她（一个朋友）嘛得老年健忘症，一下子就会把我给急得，病（抑郁症）就急发了。

还有郑阿姨：

　　睡到第二天早上醒过来，突然就发现就是起不了床……接着身体其他症状就全部出来。

在老人们的叙述中，"突然""一下子"是常出现的词语，老人们不仅在描述抑郁发作的毫无征兆，也在告诉我这种病的出现是他们无法预测和预防的，而病的强度又是如此之大，可以在瞬间压垮他们，让他们感到如此无助。赵阿姨绘声绘色地描述过这种突如其来的抑郁发作以及随之而来的无助感。

　　小唐你有没有感觉到，比如我坐在那个地方什么事都没有，也没有任何事情让你焦虑，但那个心里面就像那个毛巾一样，会啪地拧一下，心理的反应就会造成生理上的反应，心脏会疼，这种感觉。然后呢，就会很着急很恐惧，也不知道恐惧什么东西，不知道，这种感觉。它不是那种思维上的，它是发生在生理上的那样一种焦虑，那种心里面会那样那样的，哗的一下就会很难过的感觉，仿佛不是思想上的东西，是生理上的一种感觉，是这种感觉。你要从理智上来想，这个事情也不要去那么焦虑嘛，睡不着觉么不怕嘛，晚上，今天睡不着么明天就好一些了。你可以理智地去分析这个事情。但是这种难过的心情是一阵一阵地袭来。很糟糕！

虽然赵阿姨试图通过理性地思考所面对的困境去阻止抑郁发作，但她发现，抑郁症状不受理智控制，是她无论如何也无法依靠自己的力量阻止的。这就让老人们有了强烈的失控感与无助感，赵阿姨最后的那句"很糟糕"让我印象深刻，这是她面对抑郁发作时无可奈何的一种哀伤。

抑郁的发作让老人们感到痛苦，遗憾的是，这种突如其来、难以防范、无法控制的抑郁发作只是拉开了历经这场疾病的序幕，病程中的各种生理的、情绪的感受也超出了老人们的控制范围。

（二）不受控的疾病症状

老人们告诉我，在抑郁发作的阶段里，他们饱受各种负性情绪的袭扰，这些情绪常常十分强烈，强烈到他们只有招架之功而没有还手之力。为了让我明白这些情绪是多么强烈、多么让人崩溃，赵阿姨将其形容成了"魔鬼"。

> 他（歌手杨坤）就把那个抑郁症的感觉视为是像魔鬼一样的，我太认得他说这话了，真的像魔鬼一样那种感觉。唉（感叹词），那种它就来了我跟你讲，那种感觉就来了，你根本赶都赶不走。

对赵阿姨和其他老人来说，抑郁的状态无异于魔鬼附体，这种感受让他们坠入黑暗的深渊，无法逃脱。事实上，几乎所有的老年人都试图与可怕的情绪做斗争，但是他们都以失败告终。魏叔叔，65 岁，有长达 14 年的抑郁症病程，他非常希望能够通过自己的努力战胜疾病，但是他的尝试总是徒劳。

> （我）看了一些（别的患者的）经验，但是呢就是，好像思想里进不去，看了我看是看了，进不到心里面去，好像天天都是在想着要，还有这种想法的，要死要死了，现在我都有这个想法，就是说不想活了，难过得很，活着难过，情绪低落到不行，低落得……太难受了。

魏叔叔想过通过借鉴其他过来人的经验战胜抑郁症，虽然道理都明白，但是仍然无法缓解强烈的、消极的情绪。不仅魏叔叔如此，大部分的参与者都有类似的叙述，这种无法自我帮助的状况常让他们感到无助、绝望，甚至想要通过自杀的方式来结束这种痛苦的折磨。卫阿姨和抑郁症斗争了 30 多年，她向我形容了这种无法对抗抑郁症时无助、绝望的心境。

> 其实呢我就是睡不着，然后就是坐也不是站也不是，定不下来，定不下来，电视也看不下去。我呢，我在翠湖跳着舞，舞也不跳了，歌也不唱了，听音乐都会烦。前五年就是这样，太难过了，走也不是站也不是，睡不着觉我还跳过河。

卫阿姨在痛苦中不知所措，甚至尝试过结束生命来终止这种痛苦。她的绝望在那句"走也不是站也不是，睡不着觉我还跳过河"中表达得淋漓且沉重。在我的访谈对象中，有接近 1/3 的老年人讲述过他们曾经想要自杀，或者实施过自杀。因为无论他们如何努力，他们都无法从抑郁的牢笼中挣脱出来。当抑郁降临时，他们除了痛苦与绝望，无计可施，自杀似乎成了唯一的出路。

除了抑郁情绪，老人们也遭受着其他症状的困扰，比如失眠、食欲下降、体重减轻等，而这些症状也超出了他们所能掌控的范围。失眠是最普遍的一个困扰。一些老人诉说，他们睡觉时控制不住地想事情，无法控制自己的思维。病程 2 年的韩阿姨和病程 8 年的尤奶奶就是这样。

> 我也是睡觉不好、难入睡，本来一件小事不想去想，但是它就不停地出现，不停地去想。（韩阿姨）
> 我的这个抑郁症主要就是睡眠，它的症状主要就是睡眠问题了。其他呢，焦虑啊，还有嘛就是，反正别人睡下去什么都不想，我睡下去我自己也克制，不能去想什么，数啊数数字，但是就是有时候控制不了。（尤奶奶）

韩阿姨和尤奶奶发现自己的失眠是因为想太多，但是她们无法控制自己的想法，每到睡觉时，这些想法就会跑到脑子里，干扰她们的睡眠。

有的老人则表示，他们可以控制自己的想法，但是他们仍然无法入睡。被睡眠问题困扰了 10 多年的卫阿姨和有 4 年抑郁症病程的冯阿姨就是这样的情况。

> 为什么我会睡不着觉，定定地，什么都不想也睡不着，一分钟都眯不着，太可怜了。（卫阿姨）
>
> 但是医生我现在，我去睡的时候我不想，什么事情我都不管，我会想好的，我会自己，我会想打比方说囝啊这些，孙子啊这些，那些不好的我就不管了。我自己会那个的。（冯阿姨）

即使睡觉的时候有意识地让自己不要去思考，但是卫阿姨和冯阿姨还是无法入睡。在老人们的描述中，我不单看到了他们失眠的经历，更重要的是，感受到了他们无法控制失眠的无助与挫败。卫阿姨用"太可怜了"形容自己的困境，也形容自己的无力。

除了失眠，一些老人还出现了食欲减退的症状，进而导致明显的消瘦。比如，在经历了一次抑郁发作后，韩阿姨在一年之内瘦了 15 公斤；卫阿姨和王阿姨由于吃不下东西，体重从 60 多公斤掉到了 40 多公斤。严叔叔，身高在一米七以上，在罹患抑郁症后，体重掉到了只有 49 公斤。

老人们发现，几乎所有的抑郁症状都是难以控制的，他们总是尝试用各种方法与疾病做斗争，但胜利的一方却总不是他们。这种无法掌控自己情绪与身体的状况让老人们感到失控，而失控带来的就是无助和绝望，这也成了他们在患病中的常态。

（三）反反复复的疾病发作

在参与者中，有超过一半的老年人经历了多次抑郁发作，特别是当他们减药或停药的时候。钱阿姨就经历过多次的疾病发作。钱阿姨，66 岁，她在 1998 年第一次经历抑郁发作，2000 年第一次被诊断为抑郁症。在接受药物治疗后，她的症状得到了控制，于是她停止了服药。没想到，在 2009 年疾病复发了。在我遇到钱阿姨时，她已经不记得经历过几次抑郁发作了。她告诉我，即使她感觉自己已经好了，她都不能停药，因为一停药，病就来了。

> 一焦虑就反复了，一焦虑就反复了，现在就更是碰到芝麻大的小事就又反复了，碰到芝麻大的小事就又反复了。所以就从（20）09 年到现在 7 年①了，这 7 年之间呢，就这个药呢基本上，本来都开始基本上减着减着要减完了，又反复又开始从头来。就 7 年了，就没有好过。

钱阿姨不得不依靠药物来控制抑郁症状，一次次复发的经历告诉她，只要减药，抑郁就会到来，靠她自己是无法控制疾病的。

赵阿姨也有类似的体验，她在 45 岁时被诊断为抑郁症，经过抗抑郁药物的治疗后，她康复了。但在她 53 岁的时候，疾病又复发了。在我遇到她之前的 7 年里，疾病总是反反复复地发作，特别是在她减药或停药以后。她在访谈中描述了这种无可奈何的体验。

> 7 年了，当时他们（医生）让我吃两年，你看，已经多出那么多年了我还在吃，因为我曾经尝试过不吃，我几次尝试断药，或者我就吃半颗是吧，我就隔一天吃半颗我就感觉就不行了。反复起来感觉比以前还要严重。

赵阿姨的医生预计她需要吃两年的药，但结果，她在遇到我的时候已无法离开药物。她在访谈中毫不掩饰自己的失望和绝望，她甚至认为自己再也不可能康复了。

同钱阿姨、赵阿姨一样，大部分老人都经历过抑郁症的复发，他们的治疗时间也都比他们想象中的长，而他们的疾病似乎总是得不到治愈。就像魏叔叔说的那样："现在我已经有 14 年（病程）了……现在是（战胜疾病的）信心都有点差了，信心还是有点差了。"在和这些所谓的"老病人"访谈的过程中，我发现他们似乎都已经丧失了治愈疾病的信心和希望，开

---

① 此处的"7 年"是从被访者的主观感受角度出发的，从 2009 年底到 2017 年，在被访者看来不到 8 年，这里尊重被访者的说法，下同。

始接受要一直服药甚至终身服药的可能。抑郁症不仅给他们带去痛苦，也在一次次的发作中蚕食着他们的希望，让他们沉入绝望。

（四） 不可避免的药物副作用

在治疗抑郁症的过程中，一些老人经受了严重的、不可避免的药物副作用。吴奶奶就是其中之一。吴奶奶 78 岁，在 2001 年被诊断为抑郁症。她接受了 16 年的抗抑郁治疗，在这个过程中，她承受了各种药物副作用，包括药物依赖、体重减轻、肾病和泌尿系统疾病。她还因为副作用严重，曾多次进行住院治疗。在访谈中，她告诉我，服药可以帮助她恢复精力，但也带给她很多痛苦。

> 当时相当于是试了一颗黛力新就好转了。然后就吃了 6 年。6 年这个副作用就来了，后面又是没有小便了，上身也胀，我反正这个病，副作用来了，就胀，骨头痛，小便啊，肚子也肿起来。就住在铁路医院……所以我就尽量找一些副作用小点的，这个舍曲林片啊、黛力新，反反复复地吃，只要这个心脏跳得起来，我就不管它（副作用）了。

吴奶奶讲述了她的药物副作用，当然也表达了她的无奈。无奈在于她知道为了预防抑郁复发离不开药物，于是再严重的药物副作用她都需要忍耐、承受。

吴奶奶只是被药物副作用困扰着的老年人中的一员。卫阿姨所承受的副作用是控制不住的眨眼以及消除不掉的口臭；施伯伯承受了黛力新带来的副作用，长期食欲不良；许阿姨经历的药物副作用是说话时忍不住流口水；诸阿姨在吃了半年药后，体重就不可控制地掉了 10 公斤，用她的话说就是"完全变了一个人"。老人们在描述药物副作用时总会使用诸如"控制不住""避免不了"之类的词语，他们为了有效控制抑郁症状、预防疾病复发，不得不忍受这些药物副作用。

当然，大部分老人表示，他们还是能够承受药物副作用的，但他们担忧的是长期服药有可能会造成严重后果。一个普遍的想法就是"是药三分毒"。赵阿姨就担心长期服用抗抑郁药会"伤脑子""让人变傻";周阿姨也表达了这种担心:"他们讲的吃这种药会有后遗症,会怎么怎么,以后会傻掉了,会怎么了。那就不愿意,不愿意吃就抵制。"

也有一些老人担心长期服药会损害他们的记忆力。陈阿姨就有这样的担心。

> 我看网上的说明都是说(药物副作用是)记忆力差。没有办法,你不吃怎么办呢,你还不是要吃对吧,你不吃你这个心里就难过。

也有一些老人担心产生药物依赖。魏叔叔就有这样的担心。

> 好像害怕吃多了有依赖作用,我还是有一小点想法的,害怕以后放不下,要吃,但是不吃又不行。

对于药物老人们是矛盾的,他们一方面意识到自己需要药物,另一方面又担心、害怕药物产生的或者可能产生的副作用。这种逃不掉的药物副作用,和逃不掉的疾病一道,让老人们陷入深深的无奈。

(五)小结

在对老年人关于疾病的经历进行分析后,"失控与无助"这一主题浮现了出来。控制感是人们基本的内在需要,班杜拉就曾指出,"在人们所有的心理机制中,没有什么比人们相信自己有能力采取措施掌握自己和掌握周围的环境更重要的了"[1]。如果人们对于自己和环境缺乏控制、无法预测,则他们就很有可能感受到一种丧失之痛,甚至成为一种创伤。[2] 从老

---

[1] Bandura, A., "Social Cognitive Theory: An Agentic Perspective," *Annual Review of Psychology* 52 (2001): 1-26.

[2] Foa, E. B. et al., "Uncontrollability and Unpredictability in Posttraumatic Stress Disorder: An Animal Model," *Psychological Bulletin* 112 (1992): 218-238.

人们的经历中我们可以看到，抑郁症和其他疾病不同，它完全超出了老人们的控制范围，就像他们所说的那样，无论他们多么努力，无论他们采取什么样的方法，他们都无法依靠自己的力量打败疾病。而在与疾病斗争的过程中，他们遭受的不单是疾病带来的痛苦与折磨，还有挫败感、无助感甚至绝望感。而反反复复的疾病发作更让他们意识到，他们无法控制疾病，他们只能被动地接受治疗，只能忍受疾病的苦楚。在这种习得性无助中，他们对于疾病治愈的希望在一点点破灭，除了失控与无助，他们也变得无所适从。

二　与专家的互动：困惑与担忧

在失控与无助中，老人们会用尽全力求救，就像赵阿姨说的那样，"像在找一根救命的稻草一样的"，而医生就是他们心中的救命稻草。但和医生的互动过程并不总是充满希望和欣喜，也伴随着困惑与担忧。

（一）我的病到底是什么？

在第一次抑郁发作时，几乎所有的老人都不知道自己得了什么病。他们不会选择去精神科就医，而是去心血管科（比如孙阿姨、吴奶奶和曹叔叔），去消化科（比如张叔叔和陈阿姨），去内分泌科（比如冯阿姨），去骨科（比如周阿姨），去神经内科（比如沈奶奶和诸阿姨），或者去中医院（比如钱阿姨、郑阿姨和蒋阿姨）。在这些科室和医院，老人们被诊断为某种躯体疾病，因此接受了很多药物治疗。但通常，他们的症状在这些治疗中得不到缓解。这就让老人们产生了一个疑惑："我的病到底是什么？"

孙阿姨在2017年4月时感到肩部疼痛，于是她去了一家私人诊所进行治疗。在那里她接受了针对肩部疼痛的治疗，但却没有收到什么效果。她意识到可能病灶不在肩部，便去了大医院进行治疗。这回她得到的诊断是胃病，并在消化科接受了住院治疗。但治疗同样没有收到效果，她又开始跑其他医院。在她被转介到精神科之前，她已经接受了四家医院的治疗。这些就诊经历让孙阿姨对自己的疾病十分困惑和担忧，她害怕自己得了什么不治之症。

> 前心后心烧我自己心里想着是不是一种怪病？是不是癌症啊？这些是这么想的，是会像这么想。

多次无效的诊疗让孙阿姨非常担心自己是不是得了什么罕见病，是不是得了不治之症。很显然，对于孙阿姨来说，就医经历不仅没有消除她对疾病的困惑，反而强化和加重了她对疾病的担忧。

事实上不仅孙阿姨，很多老人都经历过多种诊疗，这些诊疗不仅没有将他们的病痛减轻，反而让他们对自己得了什么病感到更加困惑。比如吴奶奶和曹叔叔的抑郁症状被诊断为心脏病，陈阿姨被诊断为胃病，钱阿姨被诊断为停经综合征，蒋阿姨得到的诊断是高血压，冯阿姨是周围神经炎，周阿姨是颈椎病。而相同的是，相应的治疗往往是无效的。这些经历让老人们很困惑，对他们来说，无效的治疗意味着医生的判断可能是错误的，那他们的疾病到底是什么就仍然还是一个疑问。在这个过程中，他们会去猜测，是不是自己得了怪病或者不治之症，否则怎么会使得医生诊疗不出来。老人们本想在与专家的互动中得到答案，结果却更加令人困惑。

（二）我的问题来自抑郁症吗？

在得到抑郁症的诊断之后，老人们也常常困惑："我的问题真的来自抑郁症吗？"他们认为自己的病应该是生理上的，不应该是心理上或者精神上的，他们想不明白为什么医生会给自己一个"抑郁症"的诊断。

诸阿姨，61岁，在2016年被诊断为抑郁症。当她从神经内科被转介到精神科时，她非常困惑，她认为自己的症状来自心脏病，怎么会是精神疾病呢？

> 睡不着觉，我就跑去那个W医院神经内科去做了一次那个测验，他还让我，打勾打叉，你有没有这个情况那个情况（我：做问卷），打勾打叉那些。问了以后他就讲"你主要严重的就是，还是这个焦

虑，有这个焦虑症了，然后的话，你还有点那个更年期综合征"。我有段时间是会特别心慌，然后也不知道，我以为是心脏上出问题。然后的话我就跑去你们楼上去挂了个心内科，那个专家就讲"我可以明确地告诉你，你的心脏没有什么问题"。那我就才讲，可能确实就是忧郁症、焦虑症。

神经内科医生给诸阿姨做评估后认为她是情绪障碍，但诸阿姨不得其解，她不明白为什么躯体的不适会是心理的问题，于是她又去到心内科就诊。当再次被医生指出其躯体没有问题后，她才开始相信她是情绪障碍。

冯阿姨也有类似的经历。她在 2013 年被诊断为抑郁症，但她很困惑，怀疑自己是否真的得了抑郁症。事实上在我遇到冯阿姨时，她虽然已经陆陆续续接受了 4 年的抗抑郁治疗并有了一些好转，但她仍然怀疑医生的诊断，她不明白为什么睡不着觉是抑郁症带来的。在访谈中，冯阿姨向我表达了和医生不同的观点。

因为我，我自己的病我自己认得，我的身体不是不行的那种身体，我的身体还是很可以的，我年轻时候嘛。总体那个时候娃娃又生得多，那些年嘛条件又不好，那就整了有这个神经衰弱了……她（精神科医生）问的，她问我："你会不会自己觉得自己，你会不会想着自杀？"她问我这些。我说我不会，我不会想，我说不会。

冯阿姨很不解，她的病是生孩子多加上经济条件不好引起的神经衰弱，她也没有任何自杀的想法，为什么会把她诊断为抑郁症呢？

其实和冯阿姨一样，很多老人一开始都认为自己的病灶是身体出了问题（比如神经衰弱），而不是心理问题，所以他们很难理解为什么会被诊断为抑郁症。在研究中，有超过一半的老人报告产生过"我的病是抑郁症吗？"的困惑。施伯伯也是其中一员，他曾困惑于抑郁症的诊断似乎与自己的情况不相符：

　　我认为我说话啊，办事啊，清楚的，我自己认为清楚的。然后玩电脑啊，我的兴趣是玩手机呀，电脑那些上网啊查点什么资料。按我这个岁数，我在我们小区来说，我都七十几岁，玩电脑的人可以说没有，只有我，基本那些功能都能玩。所以我就不认为我有忧郁症，我总觉得就是睡眠没睡够，我经常打哈欠，眼皮疲劳，去专科看眼科，检查眼睛没有问题。

　　类似地，卫阿姨也曾认为自己不是抑郁症："我想着，我想着我有什么忧郁症了，我只是睡不着觉而已。"金爷爷也有相似的叙述："最根本的问题就是，不能很好地睡觉，身上没有力，是软绵绵的。"老人们认为自己不是心理出了问题，而是身体上确实不舒服。在他们看来，身体不适、失眠才是病灶，而"抑郁"似乎很抽象，并不能解释为什么他们躯体不适。医生给了他们一个诊断，但又没有告诉他们这个诊断怎么会和躯体不适联系在一起，这让他们困惑不解。

（三）到底哪个诊断是对的？

　　有趣的是，有的老人虽然理解了他们的症状来自所谓的心理，但是他们得到了好几个精神科的诊断，于是他们仍然困惑到底哪个诊断正确，抑郁症这个诊断没错吗？

　　张叔叔，69 岁，他看上去很精神，面色红润，动作敏捷，说话速度也较快，给我一种健康向上的感觉。他主要的不适有全身烘热、头疼、口苦、舌头痛，这些症状已经持续了很多年。他在 2011 年去 A 医院的消化内科就诊，在经历了多次无效的治疗后他被建议去精神科就诊，在精神科他被诊断为神经官能症。在 2015 年，他在 B 医院被诊断为躯体形式障碍，同时又被同一家医院同一个科室的不同医生诊断为抑郁症。在 2016 年，他到中医院治疗，在那他被诊断为抑郁症伴焦虑情绪。在 2017 年我遇到张叔叔时，他的诊断是抑郁症伴躯体症状。在就医过程中收到的那么多精神疾病诊断让张叔叔非常困惑和担忧，他不知道到底哪个诊断是对的，不知道自己的病究竟是哪一种。让我印象深刻的是，误把我当成医生的张叔叔在我们第一次见面时就迫不及待地问我，他得的到底是什么病，还不停地向我描述自己的症状，生怕遗漏了什么信息导致我的误判。即使了解了我的研究、了解了我的身份，在访谈结束后，张叔叔仍然希望我能给他一个确定的答案。

> 就像我所说的，像我刚才给您这个医生谈的，像我这个情况应该是个什么结论，这是个什么结论？就是这个病症到底属于哪个方面？又说是躯体症状障碍、形式障碍，又是……李医生给我说的是神经官能症，还有就是这个抑郁伴焦虑，抑郁伴焦虑呢，就是省中医院和我们 K 医院这两位医生就是这样子谈的了，就是这个情况。

多个不同的诊断让张叔叔很困惑，同样的症状但是不同的医生给出了不同的诊断，甚至同一个医生也会在不同的时候给出不同的诊断。张叔叔不知道这到底是为什么，自己的病到底应该是什么。

张叔叔不是个例，华叔叔也有相似的经历。华叔叔，66 岁，整个人显得比较低沉，有些呆滞，坐在那里不太想动，对问题的回应比较简短，也常常需要我再问一遍。他与妻子一起加入了我的访谈。华叔叔的症状是坐立不安、焦虑，没有兴趣做任何事情，包括以前感兴趣的事情。据华叔叔的妻子介绍，同样的状况发生过四次，分别在 1983 年、1992 年、2016 年和 2017 年。但是在 1983 年和 1992 年时，华叔叔分别在 C 医院和 S 医院被诊断为精神分裂症，2016 年在 S 医院被诊断为焦虑症，而 2017 年在 K 医院，他得到的诊断是抑郁症。这些不同的诊断让华叔叔和家人很困惑，他们不清楚华叔叔得的到底是什么病，最近一次会不会其实还是精神分裂症。

> 华叔叔妻子："会不会是以前有这种病没有医断根，会不会是复发？"
>
> 我："什么东西没有医断根？"
>
> 华叔叔妻子："以前他有这种……"

华叔叔："精神病。"

"他这个会不会是精神病？他以前得过"，妻子这样的表达在我们的两次访谈中出现过多次。精神分裂症的诊断让这个家庭十分怀疑或许现在的症状还是精神分裂症，或许这个抑郁症的诊断并不正确。

很明显，有时候医生的诊断并没有消除老人们对于自己疾病的疑惑，反而加深了他们对这个病到底是什么的不解，甚至是担忧。即使他们中的很多人经历了多年甚至几十年的治疗，即使他们辗转过不同的医院、接受过不同的诊疗，但他们叙述的背后有着对疾病无法掌控的不确定感，有着对自己身体健康的深深担忧。

（四）小结

与精神健康专家的互动过程并非一帆风顺。医学治疗帮助老人们缓解痛楚，但这个过程中蕴含的绝不只有好转、成功、欣慰，还有很多的困惑、不安、无助。在求助的过程中他们可能历经了多次的无效治疗，从而对自己的疾病产生了很多的疑虑和猜测；在被诊断为抑郁症的过程中，他们很难相信躯体的不适会被诊断为心理的问题；有的老人还收到了多个精神疾病的诊断结果，可能来自不同的医生、不同的医院，也可能来自同一个医生，他们不知道该相信谁，他们不知道自己的病到底是什么。

当老人们生病时，他们自然会很担心，害怕自己的病医不好，害怕这种痛苦要持续很长时间，于是他们很想得到一个关于自己疾病确定的答案，因为这会带给他们安全感，会让他们放心。如果这个确定的答案来自医生这样的专业人员，他们则会更加安心："哦，这下我的病有治了！"然而，随着访谈的老人越来越多，我越来越发现，在老年人的抑郁症治疗过程中，如此顺利就医的情况并不多见，他们常常很难获得一个确定的答案，即使有了确定的答案，随着进一步的就诊又会产生新的困惑。在就诊中，困惑总是一个接着一个，他们始终没有办法掌握疾病的信息。他们不知道疾病是什么，不知道能够为这个病做点什么，只能被动地接受诊断，被动地听从医生的安排。这个过程如此不确定，充满了担忧，同时也充满了无助。

三 与亲友的互动：指责与误解

亲友是老人们对抗抑郁症时的重要支柱，在他们状态不好的时候，他们需要家人与好友帮助照料生活、保障安全、给予慰藉、陪伴就医，甚至监督吃药。家人常常是老人们最有力的保障，也是最强大的支柱。当然，和家人相处有时并不容易，因为他们也会因老人的疾病遭受不少的指责和误解。

李阿姨，60 岁，罹患抑郁症 11 年。她告诉我，每次她抱怨自己难受时，她的丈夫和女儿就很烦她，甚至要骂她。因为家人们认为她的抑郁症并不是病，而是源自她想太多，是她咎由自取的。李阿姨描述了一段她被家人指责的经历。

> 他们（丈夫和女儿）吼我嘛："你一天乱想乱想的，好吃好住地好在，你要想什么？"我说没想，是一种神经病……我讲他们又不理解嘛一天就说我渣渣精精（小气、矫情、爱计较）的。

在家人看来，李阿姨抑郁是因为她想太多，是因为她的性格有问题，她生活很殷实，没有理由再抱怨了。即使她多次向家人解释这是一种病，不是想太多，但是仍然会被指责和误解。和李阿姨处于相同困境的老年人不在少数，他们尝试说服家人、希望得到家人的理解，但常常事与愿违。为了避免与家人争吵，有时他们也就不再解释了，甚至不再在家人面前提自己的疾病。钱阿姨告诉我她从不与其他人讨论自己的疾病，因为连自己的家人都不能理解自己，还有谁会理解自己呢。

> 我的亲姐妹一说，就是说"想开点，想开点"，那外人嘛更是啦，"哎呀那么好过，想开点想开点"。说嘛个个都会说，等到轮到你个人头上就不是那么好说了嘞。所以我也不想给他们认得，不想跟他们讨论这个问题。我认得我有病就得了。

对于老人们来说，亲友们的"想开点""不要胡思乱想"并不是对他们的一种关心和建议，而是对他们问题的评判，意味着他们对现在的生活不知足，总是想要更多，是他们不好的心态导致了他们的疾病。换言之，他们不是抑郁症的受害者，而是这个疾病的始作俑者。这个观点实则是让老人们不要去抱怨困境，要去承担自己在患病中的责任，自己的问题解决了，病自然就好了。

在我与冯阿姨和她的丈夫、儿子访谈的过程中，我观察到了儿子对母亲的责备。当冯阿姨重复抱怨自己的失眠来自身体状况不好时，她的儿子打断了她，对她大声说道：

> 你别无聊啦你这个人！那睡眠是因为什么嘛，医生和你说了啊，总是睡眠睡眠，那是为什么？人家是问你这个东西。不要一天总是说睡不着睡不着。

在随后我对他单独的访谈中，儿子解释了他为什么要这么对母亲说话：

> 从医学上来讲的话，你们的讲法就是焦虑症啊，忧郁症啊这些，那我们的理解通俗点就是思想上想多了，可能平时你整个一生人的过程中什么事情都遇到一些，有些会想得开、会忘记啊，有些就不会调节就导致这种，我们理解还是这样。

在儿子看来，冯阿姨的抑郁症来自对过往的经历想不开，而非失眠。如果人们总纠结于过去，不能放手，则就会带来情绪上的困扰，所以如果冯阿姨想要康复，她就需要改变自己，学会想开一些。类似的互动也在我与孔爷爷和他老伴的访谈中出现。孔爷爷，1940 年 7 月生，在我们的第一次访谈中，孔爷爷看上去身体不错，面色红润，表达清晰，给人亲和友好的感觉。第二次访谈我对孔爷爷和他的老伴高奶奶一同进行，高奶奶表示孔爷爷的状况并没有那么好，他 2011 年由于脑血管受损出现第一次抑郁发作，而后有所好转但并未痊愈，2014 年又经历小儿子的去世，抑郁再次发作，且症状严重。在整个患病期间，他的老伴高奶奶就是他最主要的照料者。高奶奶在访谈中多次表达了她对丈夫疾病的看法。

> 那天我们去一个（朋友家），（他们的）儿子吸毒，姑娘癌症死掉，一下子去了两个。人家老两个 87（岁）的 85（岁）的，我讲人家还不是照样要过。那是不是不过了？我都说他，你没必要钻牛角尖，钻牛角尖不好，现在我讲你又不愁吃、不愁穿，又不像以前，没有吃的、没有穿的，现在你只用过好你的每一天。

高奶奶认为丈夫的病根是他的"钻牛角尖"，虽然他们经历了儿子的去世，但只要能够正确地看待这一伤痛，积极乐观地面对生活，同样是可以幸福生活的。简单来说，事件本身不是病因，对事件的认识、看法，包括个人的心态，才是病灶所在。

相似的观点在我与其他老人及家属的访谈过程中重复出现。老人们认为自己无法控制抑郁的发作，而其家人们认为抑郁的病灶在于可以依靠自身调整和修正的心理问题。这种不同意见对于老人们来说是一种不理解，也是一种责备，赵阿姨表达了这种不被周围人理解的感受。

> 因为这个抑郁症，总归来说不是每个，不是很多人得的。它还是算少数，是吧。大多数人也不理解这种病。甚至很多人不明白，你抑郁个什么抑郁呀。我也不知道这个抑郁症是怎么回事嘛，真是不知道，那么很多人也不知道噻，认为你是思想太复杂，想得太多了，睡不着觉。其实真的不是，因为我知道我没想什么事，我也不会去想很多事情，或者是想得很细，都没有。

赵阿姨认为普通人没有得过抑郁症，他们就没有办法理解这种疾病，他们总认为这个疾病来自想太多，而不是把它当作一种个体没办法掌控的疾病来看待。对于老年人来说，旁人的这种说法是对他们的一种误解、一种责备，这种说法没有承认抑郁症患者的痛苦与无助，没有同理他们，没有和他们站在一起。在这些叙述中，老人们想让我知道他们并非这个疾病的始作俑者，他们在面对疾病时曾使用各种方法努力与疾病对抗过、斗争过，但是他们无法掌控疾病，他们才是那个受害者，应该得到同情，应该得到理解。很遗憾，即使是他们最亲的家属和朋友，也很难理解他们，这种不被承认的伤痛、孤军奋战的感觉，让老人们失望且无奈。他们只能继续独自与这种强大的、不受控制的疾病做斗争。

四　本章小结

在与疾病的相处中，无论是疾病发作的突如其来、疾病症状的强烈失控、疾病复发的反反复复，还是药物副作用的不可避免，都让老人们感到无法控制、无法承受。即使老人们总是试图用各种方式预防疾病、减轻症状，但他们的努力常常是徒劳的，他们在抑郁症面前总是那么弱小无力，这种永远战胜不了疾病的经历让他们挫败、无助。他们失去了控制自己生活的权力，只能被疾病拖拽着坠入绝望的深渊。

医生，是他们坠入深渊时的救命稻草。的确，在接受专业的精神科治疗后，大部分患者的症状有了明显好转。但是，求医的过程并非一帆风顺，几乎所有患者都在治疗的过程中感到或曾经感到强烈的困惑和无助。他们困惑于自己到底得了什么病，困惑于为什么自己的病是抑郁症，困惑于为什么躯体的不适来自心理的问题，困惑于为何同样是精神科会给出不同的诊断。这种困惑让老人们无所适从，因为在求医过程中，他们永远只能被动地接受诊断和治疗，听着一堆新的名词却没有人解释那到底是什么意思。这种无所适从让老人们失去了安全感、确定感，在坠入深渊的过程中似乎被人接住了，但睁开眼睛四下一望，却仍不知身处何处，该何去何从。

虽然无法帮助老人们控制疾病，但家庭却是老人们所期待的温暖港湾、疗伤之地。在患病的过程中，家人给予了老人们极大的支持和帮助，是老人们的重要支柱。但在和家人的互动中，老人们常常感到失望甚至绝望。因为在家人看来，老人的疾病来自他们狭隘的心胸，来自他们错误的思维，它们是抑郁症的原因，他们应该先改变自己。家人的不解与责备让老人们难过却又无力反驳。老人们知道，他们或许只能在与抑郁症斗争的路上独自前行。

"绝望"这一主题，在老人与疾病、与专家、与亲属的互动经历中浮现出来。老人们在患病的过程中建构了这一主题。男性和女性在历经抑郁症的过程中并未表现出差异。在深入详尽地倾听老人们的诉说、了解他们种种经历之后，我开始明白，为什么赵阿姨会将患抑郁症的经历形容为"就是像在找一根救命的稻草一样"了。

或者，再回过头来看本章开头赵阿姨的那段话，我似乎更理解了那种到处寻找救命稻草的感受。

当然，在了解了老人们的经历之后，我也看到，这些经历对于老年人如何理解抑郁症至关重要，而在后面的章节中，我将详细分析老年人对抑郁症的解读。

第五章　我是个病人
——老年人对抑郁症的解读

　　老年人患抑郁症的经历深刻地影响着他们对疾病的认识，或者说，他们对疾病的理解就来自他们的经历。需要注意的是，个体对他们疾病的理解从来不是固定的、不可改变的，而是不断地被他们的经历、与周围环境的互动所影响。在疾病发生的不同阶段，甚至不同时刻，他们对疾病的理解都可能发生变化。因此，当我们探究老年人对抑郁症的解读时，不应该以静止不变的视角来看，而是要将其视为一个动态的过程，从不同的阶段来看老年人对疾病的理解。

　　同时我们也需要注意，老年人对疾病的解读永远离不开社会文化环境的影响，或者说，个体对疾病的解读本身就深嵌于特定的社会文化背景，不可能离开周围环境和他人独立存在。因此，我们在了解老年人对抑郁症的解读时，也需要以社会文化的视角探索分析外部环境对个人解读的影响。

　　本章将深描老年抑郁症患者如何解读他们的疾病，这些解读如何被他们的经历所影响、被他们与周围环境的互动所塑造。

一　发病初期：这是一种病

　　就像在上一章里描述的那样，在被诊断之前，所有老人都经历过对自己症状的困惑，他们不知道自己到底得了什么病。但有一点老人们是肯定的，那就是他们一定是病了。因为他们发现，他们的症状不是一时的，不是情境性的，也不是他们能控制的。这种不适的感觉非常强烈，超出了他们所能应对的范围，那只有一种可能，就是他们病了。于是老人们在发病初期用"病了""要去医院了"来解释这种身体的状况。赵阿姨和郑阿姨回忆了当时她们对疾病的理解。

> （家人、朋友打算）带我去金殿走走，我看着山，看着水，看着游玩的人，都不是我世界里的东西，我的世界就是，我都不知道我的世界是什么，一片麻木的感觉。后来五一劳动节过后，我就说不行了。我后来也是没有办法了，只有到医院去了。（赵阿姨）
>
> 那天晚上发病前我觉得脖子僵硬，头转动不灵活。接着身体其他症状就全部出来，出来我就上昆明来（看病了）。因为头晕得厉害，我就上昆明来。上来了后来呢就来住院了。（郑阿姨）

虽然每个老人的痛苦感受不尽相同，但在发病之初他们就意识到自己病了，需要去医院了。"我认为我病了""我需要去医院了"这样的叙述在他们回顾发病之初的经历时反复出现。在这个阶段，他们发现自己不再健康，认为自己是身体出了问题，不是改变环境就能让自己变好的，他们需要专业的医学治疗。

当然在这个阶段，亲友给他们的反馈对他们如何认识疾病产生了重要影响。家人常建议他们去医院看看（比如赵阿姨、郑阿姨和蒋阿姨），朋友也会给他们推荐不错的诊所或者医生（比如周阿姨、赵阿姨和卫阿姨）。这些建议在提醒老人们，他们病了，他们需要去接受治疗了。周阿姨描述了周围人看待她的情况。

> 开始他们（亲友）说是颈椎病，原来就是颈椎病，颈椎病可能想着是供血不足，头昏，走路都觉得有点偏偏倒倒的。讲这个人，我就讲完了，肯定是不行了，就讲，哎哟，到了最那个的时候，有时候简直是咬着牙齿那种难过的法。我讲不行，还不如死了算了，干脆死掉，那种生不如死的感觉。那后面他们（亲友）讲不行不行你赶快去看去。

其他人的反馈和建议提醒周阿姨，她已经不对劲了，生病了，需要去治疗了。自己的主观感受加上周围人的反馈让老人们意识到自己生病了，即形成了他们在发病之初对自己状况的解读——"这是一种病"。一旦他们意识到自己的问题是"病"，他们就开始承认他们不对劲了，需要接受专业的治疗了。而在他们开始接受治疗，开始和医生打交道后，他们对自己的疾病又有了新的认识。

二　治疗阶段：这是抑郁症

（一）解读一：这是一种精神病

1. 它会让人发疯

在被诊断为抑郁症后，虽然大部分老人会在一开始对这个诊断感到困惑，但慢慢地他们会开始将自己的病称为"抑郁症"，也慢慢地会开始诠释抑郁症到底是一种什么样的疾病。同时，他们开始慢慢将自己定义为一个"抑郁症患者"。这种变成抑郁症患者的感受是很复杂的，一个确定的诊断虽然能在一定程度上缓解他们的焦虑，比如卫阿姨就认为确定的诊断让她感到"这可以治了"，但对于老人们来说，可以治疗并不等于容易接受，从他们内心来讲，抑郁症这个诊断并不好接受，因为他们认为不管是在大众眼里，还是从医学专业的角度来看，抑郁症都是一种精神病，是一种需要在精神科诊疗的疾病。事实上，大部分老人都在第一次被诊断为抑郁症时认为抑郁症等同于精神分裂症，或者俗称为精神病。曹叔叔在访谈中分享了他第一次被诊断为抑郁症时的反应。

> 开始是有这种想法，精神病，精神病是不是疯子，这个精神病。有这种想法。

王阿姨记得她1996年第一次被诊断为抑郁症时吓坏了，她认为"这会成为精神分裂症"。因为认为抑郁症就是精神分裂症，一些老人很担心自己会在将来的某一天发疯。在访谈中，他们常常问我："会变成精神分裂症吗？""我会不会疯掉？"（赵阿姨、李阿姨、周阿姨、王阿姨、韩阿姨、施伯伯）。当他们就诊时，他们也不止一遍地问精神科医生这个问题。在诊疗室进行观察研究时，我看到了第一次来精神科的何阿姨被诊断为抑郁症时的反应。何阿姨，61岁，由于失眠、焦虑、浑身不适在其他医院治疗后效果不明显，从而来到 K 医院就诊。当医生告知何阿姨她患的是抑郁症时，何阿姨脸上表现出恐惧与痛苦，然后开始落泪，她抖动着双唇好半天说不出一句话。在随后的访谈中，何阿姨告诉了我她为什么情绪这么激动。

> 我："我听，刚刚您在诊室里，你女儿也问，您觉得这个抑郁是个什么病？"
>
> 何阿姨："疯人。"
>
> 我："那怎么会认为抑郁是疯了呢？"
>
> 何阿姨："就是像要疯了呀。"

由于将抑郁症等同于精神分裂症，老人们对这个诊断结果非常抵触，非常恐惧和担心他们有一天会发疯。换言之，他们的恐惧在很大程度上归因于他们对抑郁症的理解。

当然，老人们的这种理解并非毫无根据，他们对抑郁症的理解受到周围人看法以及围绕疾病主流论述的深刻影响。甚至可以说，正是因为有了外部的影响，他们才会将抑郁症理解为精神分裂症。在访谈中，钱阿姨和我分享了周围人怎么看待抑郁症，以及这种看法对自己的理解有何影响。

> 一开始还是有点不能接受的，那么我认为是精神科全部就是精神病，精神病在我们一般人的理解里那就是（我：疯掉了）疯掉了疯子嘛。而且呢，那个是要自我意识不清醒的。

钱阿姨作为"一般人"中的一员，深受主流论述——"抑郁症就是精神病""精神科全部就是精神病"的影响，她在一开始认为自己患了精神病（精神分裂症）。类似地，周阿姨从周围朋友的口中得知"完了，再那种就成疯子了"，何阿姨听到寨子里的人说抑郁症就是精神病。赵阿姨详细讲述了大众对抑郁症的理解，以及自己如何受这种观点的影响，将抑郁症理解为精神分裂症。

> 中国人总觉得抑郁症就是精神病，神经病那种嘛，就是要到疯人院像疯子那样的感觉。"哦，这个抑郁症啊，以后会变成疯子！"有人会这样跟我讲的，后来我就问："我以后会不会疯掉？"非常害怕的嘛。会不会到时候就控制不住自己，或者就疯掉。

很显然，关于抑郁症的主流论述、日常话语不仅影响着老人们对自己疾病的认识，更重要的是，让他们感到了强烈的不安和恐惧，当他们被诊断为抑郁症的时候，似乎就被烙下了一个"疯癫"的印记。这个印记提醒着他们，他们有精神病，他们会失去意识、变成疯子。

有意思的是，除了主流论述，求医过程也会影响这一解读的形成。一些老人之所以将抑郁症理解为精神分裂症，是因为他们看到医生所开药品的说明书上写着"治疗精神分裂症"。王阿姨在拿到药物奥氮平（用于治疗精神分裂症，也用于治疗严重的抑郁症）后阅读了药品说明书，说明书上写着治疗精神分裂症，于是王阿姨推断抑郁症会变为精神分裂症。她描述了她对这个疾病的理解。

> 诊断就是抑郁症了，可能还是有焦虑伴着，就是一样的了，诊断没有变过。我问医生这个奥氮平，我见写着精神分裂症，我从（20）14年就吃到现在，是怎么回事，会变成精神分裂症？

医生没有向王阿姨解释过为什么要给她开这个药，因此王阿姨在阅读说明书之后推断自己的抑郁症会发展为精神分裂症。很显然，药品说明书的介绍，以及老人对说明书的解读影响着他们对疾病的理解。

2. 它会让人自杀

除了认为抑郁症会让人发疯之外，一些老年人也将抑郁症理解为一种严重的、会让人自杀的精神病。在我遇到陈阿姨的时候，她的精神科医生告诉我，她的诊断结果是抑郁症。但是陈阿姨当时还不知道自己的诊断，她以为是"恐慌症"。在我和她介绍我的研究目的时，陈阿姨才得知自己得了抑郁症。她非常不安，甚至流露出恐惧，她多次跑去询问她的医生，确认自己是否真的得了抑郁症。在访谈中，她向我解释了她为何如此不安、如此害怕。

> 所以你刚才一说我确实心里就紧张成压力了。因为我想恐慌症绝对是没有抑郁症这么厉害……抑郁症那就是朝那个不想活的方面走了，恐慌症它至少还没有，但是还是严重，严重起来还是严重。

在陈阿姨看来，恐慌症只是情绪的不安，但抑郁症是会让人"不想活"的疾病，一个人被诊断为抑郁症就好比被判了死刑，这让她十分恐惧。陈阿姨不是个例，事实上，差不多一半的老人认为抑郁症会让人自杀。他们对抑郁症的恐惧不单是因为症状的强烈不可控，还有对可怕结局的预估，他们担心自己有一天会失去理智，走向自我灭亡。

随着访谈深入，我慢慢了解到，老人们对抑郁症的认知与媒体的影响有很大关系。当我问陈阿姨这个观点是从哪里学到的时，她告诉我：

> 看这个网上电影演员明星啊什么什么啊这些得抑郁症自杀，就觉得这个东西是很恐怖、很可怕的。

除了陈阿姨，秦阿姨、赵阿姨、朱阿姨也分享了她们在网络上看到的抑郁症患者自杀的新闻，因此非常害怕自己得这个病。在网络时代，老人们常常可以通过上网看到抑郁症患者自杀的新闻，这些新闻塑造了老人们对抑郁症的认知，使他们觉得抑郁症是一种可怕的疾病，会让人迈向自我毁灭。

除了网络，传统的媒体，比如报纸、电视，对于老年人对抑郁症的理解也起着重要的作用。他们常从电视里看到一些名人因抑郁症而自杀身亡的新闻。赵阿姨叙述了这些新闻对自己的影响。

> 后来不是听过好多就是社会上的，什么张国荣啦，崔永元啦，杨坤啦，都曾经患过抑郁症，还有很多演员、明星，都是由抑郁症引起的去自杀，或者不能工作。所以很害怕，抑郁症太可怕了，为什么我会得这个病。

张国荣患抑郁症最终自杀身亡的事在中国家喻户晓。当听到抑郁症时，人们常常会联想到张国荣的身亡。对于媒体来说，那些罹患抑郁症的人自杀的新闻能够引起大众的注意，能够成为热点。对于大众来说，这些新闻报道塑造了他们对于抑郁症的认知：这是一种会让人自杀的疾病，一种可怕的疾病。

除了这些热点新闻事件外，健康类的节目也塑造了他们对抑郁症的认知。秦阿姨分享了一档电视节目对抑郁症的科普。

> 对抑郁症的认识呢我是，开始我也不是觉得它的危害有多大。因为我经常看关于健康的电视，北京的 A 节目（化名），上面就说抑郁症严重起来会自杀。

为了促进大众对抑郁症的了解，从而提高患者的就诊率，很多健康类节目会倾向于强调疾病的危害。这一方面确实能产生引起大众注意的效应，另一方面也慢慢形成了"抑郁症是一种可怕的疾病，会让人自杀"的社会主流论述。老人们对抑郁症的认识不可避免地受到这些社会主流论述的影响，而这样的认识也不可避免地加重了他们的焦虑。

总的来说，媒体对老年人的疾病解读起着重要的作用。由于严重的抑郁症个案对于媒体来说有报道的价值，所以在媒体上，抑郁症的呈现常常是可怕的，甚至是具有毁灭性的。而科普类、健康类的节目为了引起大众对疾病的重视，从而让人们及时寻求治疗，也常聚焦于抑郁症的严重性以及其可能造成的危害。这些信息塑造着公众对抑郁症的认识，也塑造着抑郁症患者对于自己的认识，他们认为自己一旦被诊断为抑郁症，就像被宣判了死刑一样；认为自己作为一个抑郁症患者，就等同于一个异常的、有问题的人。在这些对疾病的解读——"抑郁症是一种精神病""抑郁症是一种会让人自杀的病"——的背后，实则是对自我的认识，重新塑造着当下的自我，同时，也塑造着对未来自我的预估。

（二）解读二：这是一种躯体疾病

老人们对于抑郁症的解读从来不是固定的，而是随着他们与周围环境的互动不断变化的。随着他们进入医学治疗阶段，他们和医生的互动逐渐增多，很多老人开始认识到，原来抑郁症不是精神病，不会让人发疯，原来抑郁症是一种躯体疾病。当对那些治疗了很多年的"老病人"访谈时，他们常会用医学的模式去概念化抑郁症。郑阿姨，61 岁，经历过多次抑郁发作，病程 12 年。在和医生的接触中，她了解到：

> 抑郁症其实就是实际上是大脑出问题了。大脑，大脑出问题了。然后呢就抑制着你正常的生活的活力没有，没有体力。随着这些医生跟我讲的这些我就认得，反正我的脑袋扩大了我身体的不适，其实我身体没有其他问题，就说比方我现在有一分的不适我脑袋会跟我扩大到十分。

相似地，赵阿姨也在医学治疗中慢慢从精神科医生、医学书籍、公益广告中学到，抑郁症是一种躯体疾病。

> 赵阿姨："后来刘医生'不会疯，不是一回事'和我这么说。"
> 我："你会不会问他们（医生），'医生我这个为什么会这样？'他们会怎么跟你说？"
> 赵阿姨："我也没问，好像都没有机会问似的。我是这种抑郁症我完全是从书上得到的。就是人这个身体里面有一种物质叫五色羟胺（我：五羟色胺），五羟色胺哈，这种东西一减少了以后人就会低落和

抑郁，然后呢，我们要吃药来补充一些东西，能让人情绪正常。我就是从书上得到的这些东西。……后来我不是看了好多，就是崔永元，都是这种，确实不能不吃药。然后这两天那个，电视里面经常放那个广告，"我叫 D"（中央电视台抑郁症公益广告），是吧，最后有个镜头，有一个女医生对吧，给了一颗药给那个男的，抑郁症那个男的嘛，然后他吃了以后，马上画面里头出现另外一个形象，很完满，原来嘛是那种很憔悴很疲惫不堪的，然后呢又是红光满面，又面对生活，又那个。就是还是得吃药。"

当老人们开始进入医学治疗阶段，他们开始从医生、书籍、科普广告那里接触到关于抑郁症的新的信息，他们开始重新定义他们的疾病：这不是精神病，不是精神分裂症，这是一种身体出了毛病需要药物来调整的躯体疾病。在重新定义疾病的同时，他们也开始重新定义他们自己：我不是精神病人，不是疯子，我只不过是一个病人而已。很显然，老人们喜欢这个解释，因为这个解释是医生这样的专业人士、权威人士告诉他们的，赵阿姨表达了她对医生解释的推崇。

刘医生跟我讲过一句话我很记得，她说"他们不是专业，不是专业人士，你不要去听他们的，你听我们的，我们是这方面的专业的医生"。所以我现在只听医生的，我不去听那些乱七八糟的，他们又不懂，他们还没有我懂呢，我听他们的干吗。是不是？

医生对抑郁症的解释似乎可以扭转老人们对抑郁症原本的认识，因为在老人们看来，这些解释来自权威人士，是专业的、可信的、科学的。

当然，这一解释深受老人们喜欢还有一个重要的原因，这个解释可以大大减少老人们的焦虑，让他们不再担心自己会变成疯子，也让他们有了自己的病来自身体损伤而非来自心理问题的证据。"这是一种躯体疾病"背后的意思就是疾病是由生物因素造成的，患者是无法控制它的，患者是疾病的受害者而不是始作俑者。对于老人们来说，这一解释是一个强有力的工具，可以帮助他们给予那些责备他们、歧视他们的人有力的驳斥。在对老人们和他们的家人访谈时，我常可以观察到老人使用这一工具回击他们的家人，并强调自己的无辜。比如，当老伴指责自己"想不开"时，孔爷爷就常说：

> 这是一种病！李医生说了，你假如你这个头别发生这个（伤），你就不会有这种病，你就没有这个病。

同时，在儿子说自己想不开时，冯阿姨也常引用医生的话：

> 他（医生）说是"你没有什么病"，他说是"你最主要的是生娃娃流血多，产后流血多"，就说是造成的时间拖长了，身体拖垮了。我最记得医生就是这么说。

老人们很认同医学观点，医学观点在很大程度上抚慰着老人们的情感。因为医学观点暗示着，他们作为疾病的受害者，应该获得他人的理解和同情。这样的医学观点是与老人们站在一起的，是能同理老人的疾病体验的。

但是需要注意的是，医学观点是一把"双刃剑"，它一方面让老人们处于受害者的位置，另一方面在无形中建构了这个位置的弱势与病理。当医生告知老人们他们的身体有疾病时，也赋予了他们一个角色——"病人"，就像赵阿姨说的那样：

> （平时）会忘记掉（自己是个病人），因为你在正常情况下会忘记掉。我觉得就挺好的嘛，也没有什么病，就是在吃着药，一吃着药就想起来自己是个病人，病人要吃药。

在对抑郁症的治疗中，吃药、接受治疗就意味着有病，就意味着自己是一个病人，不是一个健康的人。药物、医学治疗在将老人们对精神疾病的污名化去除的同时，也塑造着他们"病人"的角色。

　　在治疗中，老人们对抑郁症的解释并非一成不变，专家的医学解释对他们固有想法的改变有时也需要花点时间。有的老人常在医学解释"这是一种躯体疾病"和民间说法"这是一种精神病"间摇摆不定。他们一方面不断向自己和家人强调"这是病！""这是病！"，另一方面又时不时跑去问医生"我到底会不会疯?"，赵阿姨、周阿姨、陈阿姨都是这样。他们虽然倾向于相信医生，倾向于将抑郁症认定为一种躯体疾病，但是他们又不能完全置民间说法于不顾，他们仍然担心自己会不会像周围人说的那样在将来的某一天疯了、自杀了。他们表面上看似有了主张，但内心仍然矛盾犹疑，即使他们已经接受医学治疗很多年，成了"老病人"，但这种矛盾心理仍然如影相伴。

三　"老病人"阶段：这种病医不好

（一）复发告诉我这种病医不好

　　随着治疗的深入，老人们新的经验、与周围世界的互动继续塑造着他们对抑郁症的认识。对于那些"老病人"来说，抑郁症的不断复发迫使他们认识到，原来抑郁症是一种无法治愈的慢性病。在我访谈的过程中，很多老人感叹他们或许得终身服药，因为不断复发的经历告诉他们，只要他们减药或者停药，抑郁症就又会突袭而至，甚至到来得更加凶猛。每一次的疾病复发都强化了他们对疾病的认识：这种病医不好，我需要终身接受治疗。在访谈中，赵阿姨细数了她每次复发的经历，叙述了一次次复发如何侵蚀她对于治愈的希望，如何塑造着她对抑郁症的认识。

　　　　我以为我吃两三个月的药，任何病吃那么多药都要好了是不是。后来那个医生，刘医生就说了"你要吃两年的药"。根本不接受，两年的药！后来我就不断地跟她说你能不能给我减药减药减药，最后减到已经不能再减了，再减就没有了。然后在那种很小药量的情况下呢，我有过几次反复，我就知道，真的不能减。最后不是她让不让我吃了，我自己都不敢停药，是这种情况。……我还是觉得有点绝望了，我觉得（抑郁症）不会好。我觉得我现在是不能停药。好，就是完全断药的情况下会好是吧。我觉得我很难了。因为试过几次都没有结果，而且最后我又吃起来这个药。弄得一次比一次绝望，哎呀。

每一次的抑郁复发仿佛都在告诉赵阿姨"这个病治不好"，"你需要终身服药"。终身服药就意味着这些患者将成为"永远的病人"。和赵阿姨一样，绝大多数的老人在进入抑郁症的治疗阶段后都试图减药或者停药，他们想尽快摆脱疾病的纠缠。但在经历了多次复发之后，他们似乎在一次次的失败中学习到了"这是一种医不好的病"。于是，他们不得不开始接受自己"终身患病"的事实，即使接受的过程充满挣扎，充满无奈。

（二） 医生告诉我这种病医不好

当然，除了复发的经历，精神科医生对于抑郁症的解释也对老人们如何理解这个疾病起着重要的作用。虽然没有医生明确告诉过他们抑郁症治不好，但他们都能推断出，既然医生将抑郁症视为一种慢性病，那就说明抑郁症无法治愈。在访谈中，老人们告诉我，医生总是叮嘱他们不能停药、不能停药，也总是将抑郁症视作高血压、糖尿病，这些都在暗示他们，抑郁症治不好，抑郁症患者需要终身服药。郑阿姨叙述了医生对抑郁症的解释如何影响了她。

> 哪怕是以后可能要终身靠药物，但是我不害怕它。因为我已经认得我躯体上，这是医生给的常识，这种病其实就是像高血压、糖尿病啊，属于器官上的真正的有问题，你要靠这方面，那还不是像每天吃点降糖药，每天吃点降压药，一样的道理，我是属于脑袋这部分有问题了，那像这样就行了。

郑阿姨的医生没有直接告诉她她的病医不好，但是医生将抑郁症类比为高血压、糖尿病实际上就是在说抑郁症也是一种慢性病，因此患者需要终身服药。这样的观点在我对老人们的访谈中反复出现。而我对医生们的访谈，也印证了这一观点。我访谈的四位医生都认为，抑郁症，特别是对于老年人来说，是很难治愈的，就像科主任宋医生说的一样：

> 老年人的抑郁是一个非常麻烦的事情。老年人的抑郁，我刚才说了，抑郁症的诊断，它是一个症状诊断。那么老年人呢，抑郁，突然看到一张幻灯片（宋医生为我展示了阿尔兹海默症的七种致病因素），这七种因素，你把抑郁拿掉，其他六种都跟抑郁症有关。……我们从来就没讲要医好嘛。我们总是去帮助，总是能够缓解一部分症状，让他的生活质量提高一些。对于老年抑郁来说，当然治疗更困难。

王医生也向我详细解释了这一观点：

> 抑郁症预后还是不错的，终身复发率很高的实际上就是说，你不能保证他得了一次抑郁症以后，他在后半生终身不发病，这是很少见的。我们基本临床上，我现在见到的，就是一次性治愈到现在没复发过的很少很少。我只见过这么一两个。……老年抑郁不再单纯地叫老年抑郁了，因为它刚好是器质性的改变了嘛，完全没有办法脱离（器质性改变）单独讲。……我觉得老年人，就是如果70岁以上一直都有抑郁的，根本没有办法治好，只能说是有一个环节，然后它又再次加重，再缓解，再加重。

除了对疾病的解释，黎医生也跟我分享了她会如何与患者沟通：

> 我一般告诉他们症状可以缓解，我会怎么说，不会直接说你可以治愈，或者是你可以不吃药了，或者是你下次不会复发了，我不会像这样回答他。我会告诉他，你吃了这个药以后症状可以缓解，至少你现在这些为难你的、难受的这些症状可以得到控制，但是呢，在吃药期间呢复发率还是有的，只是说你吃了药以后能把复发率降到比较低

的水平，如果你不吃药啦，复发率就会很高，而且不吃药了你这个症状就改善不了，那就看你怎么选择。

很显然，精神科医生认为抑郁症，特别是老年期的抑郁症，是很难治好的，因为其伴随着器质性的改变。虽然医生们不会用直接的方式告诉老人，也不会跟老人过多地讲解具体的生物学原因，但事实上，他们对于疾病的认识还是能准确地传达给老人们。老人们从医生的诊疗中可以推断出医生对他们疾病的判断是"医不好"。

虽然在和医生长期的互动中老人们在意识层面了解到"抑郁症治不好"，他们也会用"这个病就像高血压、糖尿病一样"来安慰自己，但这个"治不好"的现实对于他们来说常常是难以接受的。因为这对他们来说意味着，抑郁症只是被药物暂时地驱散了，只要停药抑郁症还是会回来，他们将永远无法完全摆脱抑郁症的梦魇，他们是"永远的抑郁症病人"。赵阿姨在访谈中和我分享了她接受这一现实的困难与挣扎。

> 吃了药以后，她（医生）就跟我说"这个药你不要停，你要做好吃两年药的准备"，我差点又崩溃了，我要吃两年的药我的天哪！然后一个月以后来问，"医生我能不能停药了？""不许停！"，三个月以后，"医生我能不能停药了？""不可以停！"，半年、一年以后，"不可以停！"，最后发展到什么，我自己不敢停药，包括我到现在都在吃药。我自己现在根本不用医生说"你要坚持吃药"。她曾经跟我说，"我建议你终身服药"……没办法的事情你就只有接受。就好像一个人得了绝症后，他开始的时候是很惶恐、很恐惧，到最后他也无奈了，只有面对这个现实了，面对即将到来的死亡。这就没有办法。……就是这种就接受了。当然也不是说是很高兴地去接受，这也不是什么好事情，是吧。

赵阿姨在接受"抑郁症医不好""自己要终身服药"这个现实的过程中充满了挣扎，她反反复复问医生，抱着能医好的希望，但最后还是不得不接受这个现实。她将抑郁症视为"绝症"，因为它医不好，而且结局也不好。在赵阿姨看来，在人们患了一种医不好的疾病后，他们只有一个选择，就是去接受这个事实。

（三）大众告诉我这种病医不好

除了老人的复发经历和医生的医学观点，社会主流关于衰老和疾病的论述也强化着老年人对抑郁症的认识——这病医不好。在大众看来，年纪大了病就来了，衰老意味着疾病，意味着身体越来越弱，抑郁症也被认为是衰老过程中不可避免的一种疾病。在访谈中，老人们常用这个观点来诠释他们的抑郁症。比如李阿姨，她在所有参与研究的老人中年龄较轻，刚60岁。李阿姨将自己的抑郁症归因于衰老，让我印象深刻的是，她将自己的身体比喻成一辆坏了的车。

> 这属于跨入老年，老年了就是什么免疫力都差了，肝啊，肺啊那些什么都老了，好丑嘛60年了。就像开车一样的，车不好还不是时间长了就坏了。所以还不是，反正老了嘛该得病就得。

在社会主流论述"年纪大了病就来了"的影响下，李阿姨将60岁这个界定老年人的时间点看作自己身体变化的一个节点，在她看来，60岁就老了，老了就该病了，抑郁症和其他疾病一样，不可避免地就会找上门了。曹叔叔和李阿姨有一样的观点，他也认为"抑郁症是衰老的结果"，类似地，他将人的身体比作机器。

> 我："那您有没有问过医生说，'医生，我这个吃药要吃到什么时候？好不好得了？'，这种问题有没有问过？"
>
> 曹叔叔："没问过没问过。我有个认识，人到了五六十岁这个时候，一台机器，到这个时候已经老化了，各个零件都磨损了，它不像是年轻时候，什么零件都是新新的，要去开凿哪里去，不是了，老坏了，人都会变化，没有个什么了不起的事情。"

老人们有着自己对抑郁症的看法，即抑郁症就和其他躯体疾病一样，是衰老带来的。这个解读深受社会主流论述的影响。这样的解读一方面可以帮助老人正常化抑郁症，减少歧视（将在第七章详细论述），另一方面也强化了他们的认识，即抑郁症是衰老带来的，是医不好、不可逆的，这也就强化了他们"终身是病人"的自我认识。

四　我与抑郁症的内在关系：这是人格缺陷导致的疾病

（一）"只有性格有问题的人才会得抑郁症"

老人们经历了强烈的、不可控的痛苦，经历了反反复复的疾病复发，经历了不得不接受自己得终身服药的事实，他们常会想一个问题：为什么得抑郁症的人是我？他们常得到一个答案：因为我和其他人不一样，我的性格有问题，是性格的问题导致了抑郁症。赵阿姨解释了为什么她会有这样的想法。

> 我很想从你这里得到，到底是什么原因引起的这个人和别人的不一样，同样遭遇到一样的事情，为什么有些人就会崩溃，有些人就不会崩溃，有些人就会抑郁，有些人就会一样事情都没有。甚至有些人，我刚跟你说的那个，她妈的经历简直比我坎坷多了，24 岁的时候先生走掉了，得中耳炎，在 50 岁的时候孩子走掉了，她现在一个人，但她并没有去医院，她一样阳光地生活，为什么会这样，会有这样一种差异？……年轻时候我觉得，实际上我个人觉得我的性格可能还是有一些问题。（赵阿姨花了 20 分钟细数她从小的故事，来说明她的多愁善感。）所以我就从这些小事情中我就感觉到，我的性格和别人不太一样。

赵阿姨将自己的抑郁症归因于自己的性格问题，她认为是自己的多愁善感导致了自己抑郁的发作。而性格是一个个体稳定、恒常的人格特征和行为模式，将性格视为"问题"，其中便蕴含着自我怀疑和否定。事实上，在访谈中不仅赵阿姨有对自己性格的怀疑，很多老人都表达了这一看法。比如，卫阿姨认为完美主义的性格导致了她患抑郁症；周阿姨认为是自己"性格软弱"导致患抑郁症；魏叔叔认为自己心胸狭窄导致患抑郁症。

对于老人来说，这些对抑郁症的理解并非没有依据，这是对周围人指责自己"想太多"的一种认同。面对周围人的评价和指责，他们的内心是矛盾的。他们表面上会和家人对抗争执，会倾向于将疾病归因于生物因素，但他们仍不可避免地受到他人评价的影响，内化他人的评价，将疾病归因于自己的问题，认为自己的性格是"有问题"的。赵阿姨就是这样，她一方面总用医生的医学观点来解释自己抑郁症的成因，获得他人的理解，另一方面又不可避免地受旁人对自己评价的影响，将抑郁症归因于自己的性格问题。

> 人家就说，你怎么怎么，是不是想得太多呢？好像也倒是有点比别人想得多。情感上我就是属于那种，照我妈说，我妈对我的评价就是"一个多愁善感的人"。

此时，旁人的评价不单单是一种误解和指责，它们也塑造着老人们对自我的认识，让老人们重新审视自己，形成对自己疾病和自我的评价。在这个过程中，老人们将抑郁症归因于自己的某些"不太好"的性格特质，也将自己定义为一个容易患抑郁症的人。周阿姨深受旁人对自己评价的影响，在访谈中回溯了过往他人对自己的评价，最后将抑郁症归因于自己的"软弱""缺乏主见"。

> 但是呢就是按有些人的话说，就是缺乏主见，就是心里面没有个那种，有时候就有点跟着别人，也不是，就是缺乏这方面，这一方面是一个弱点。……但是后来43医院的那个医生曾经问过我，他说我小时候是不是受过什么刺激、伤害。后来我说我从来没感觉到受过什么刺激，但是我听我妈妈他们讲过，我很小的时候，等于是从小我爸妈工作特别忙，后来我是由一个保姆带着，那个保姆是个老太太，但是

那个老太太没生过娃娃，就对我特别好，好像我就特别依赖她，特别依赖她，她对我特别好。后来到了几岁，到了三岁的时候要上幼儿园，那个老太太家有事情就走了。就说那段时间我就哭啊哭，哭得很长，病了一场，哭了很长时间。后来说是从小，人家就说我是从幼儿园开始到小学，我这个人就是特别软弱，爱哭，特别爱哭，特别爱伤心。稍微不注意，稍微任何人那种，我就哭。我也知道。我从小就爱哭，老师的评语经常就是软弱、爱哭。（而后继续细数幼儿园的经历，来说明自己的爱哭、软弱。）

在周阿姨看来，她并没有经历过什么苦难或者大事件，在回溯过往他人的评价过程中，她找到了关于自己抑郁症由来的线索——软弱，她甚至回溯到幼儿园老师的评价，从这些评价中理解为何是自己而不是别人患抑郁症。对于这些老人来说，他人的评价帮助他们了解自己、定义自己，理解疾病发作的缘由。在中国文化中，一些性格特质是不被认可和鼓励的，比如爱哭、不喜欢自己做决断、敏感等，这些性格特质被老人们认为是性格问题。在老人们看来，这些性格问题就是造成他们患抑郁症的根本原因，只有当问题出现在自己的性格上时，才可以很好地解释为何患病的是自己。这样的看法似乎减少了老人们对自己疾病成因的困惑，但将问题归因于这些难以改变、与生俱来的性格特质，挫败感、无奈感只会更加强烈。

（二）"抑郁症让我的性格变差"

有的老人将抑郁症归因于自己的性格问题，也有一些老人认为，抑郁症导致了自己性格的变化。他们认为抑郁症让他们的性格变差了。沈奶奶，80岁，20世纪90年代被诊断为抑郁症，经历了数不清的抑郁复发，她认为抑郁症造成了她性格的改变。

因为我这个人性格比较开朗，总的来说还是比较开朗。我病一好了，我还是喜欢玩喜欢跳什么，发展还全面，什么我都来，呵呵呵。病一犯了，我就在被子里面躲着，门一关，一个礼拜一个月我不见人，就是这种。像是变了一个人，又不吃又不喝，除了儿子和姑娘在我面前以外，我任何人不准接近。

抑郁症让沈奶奶呈现了与自己本身性格完全不同的一种状态，她把这种状态称为"变了一个人"，变成了一个没有活力的、与世隔绝的人。华叔叔也有类似的表达。他认为自己曾经是一个"自信心强，个性也强，想做事情的人"，但是现在变得"没有信心了，怕做事，小事都怕做"。

一些老人还发现，抑郁症带来的性格变化不是一时的，它会导致性格长期改变。尤奶奶，75 岁，2009 年被诊断为抑郁症，长期被失眠所困，她认为这种长期的失眠改变了她的脾气。

> 尤奶奶："睡不好当然就心烦意乱就容易发脾气，那家里面的人就觉得我这个人脾气怪，就是这样。对我就是这样。"
> 我："您觉得是这个病带给您的脾气怪？"
> 尤奶奶："是的啊，是这个病带给我的。"

无论是一时的"变了个人"，还是长久的性格改变，老人们发现，在抑郁症的影响下，他们自己变了。他们变得冷漠、易怒、怪异、不好相处，他们变得和以前正常时候不一样了。

就和尤奶奶一样，老人们对于抑郁症的这一解读深受周围人反应的影响。在与周围人的互动中，周围人会告诉老人们他们变了，"变怪了"。杨阿姨，64 岁，有类似的经验。我遇见杨阿姨时，她正处于第一次抑郁发作后的康复阶段。她告诉我，她女儿常常跟她说，她变了，变得易怒、暴躁。

> 跟她（女儿）讲上两句我就会发火，她就讲"我太想我妈回到十年前那种了"。

朱阿姨也有类似的经验：

前一段时间，我爱人和我姑娘讲，我在家里脾气很怪，经常一小点事情发火，一小点事情，好像就有点不高兴。

从家人的角度来看，老人们的性格确实是变了。在我对老人家属访谈时，华叔叔的老伴和儿子讲述了他们眼中华叔叔的变化。

华叔叔儿子："他这个稍微好一点，胆子就大起来了，反正就感觉什么都不怕了，但是身体条件一差下来就感觉随便出去哪里都担心。"

华叔叔妻子："他好的时候他想做什么任何人挡不住，忽高忽低的兴趣。"

家人的评价与华叔叔对自己的评价"病了以后没自信心了，没有病之前自信心强，个性也强"相互印证。当然，即使老人们没有听到他人直接的评价，他们也会猜到自己的变化会让自己在他人心中的形象变差。比如郑阿姨，她意识到被疾病所困的她性格改变了，她猜测自己在他人心中的形象也改变了。

急起来的时候还不是急不可耐、火怕火了的，再加上这个疾病，所以有时候我讲我在别人眼里也是很讨厌的。

患病的经验和周围人的评价共同建构了老人们对抑郁症的认识——"这个疾病会改变我的性格"，同时，也建构了老人们对自我形象的认识——"我变了""我变得怪了""我变得讨人厌了"。老人们不是将抑郁症的表现看作一时的症状发作，而是将其视为人格的改变、性情的改变，疾病影响的不单是他们的健康状况，更是他们的自我认识。他们对自我的认识因疾病而发生变化，他们的自我形象变得糟糕了。在老人们看来，抑郁症对于他们而言不仅是一场疾病，他们的人格、自我这些恒定的特质也与抑郁症紧密地、深刻地捆绑在了一起。

五　本章小结

在经历抑郁症的每一个阶段，老人们都在认识、理解、诠释着这个特别的疾病。在疾病发作的初始阶段，他们虽然不知道用什么概念来定义这种痛苦的感受，但是他们知道无法控制这种痛苦的感受。老人们意识到，他们病了，这种痛苦不是一时性的，不是情境性的，它是一种疾病。

当得知这种疾病叫作抑郁症时，很多老人感到十分恐惧，因为他们认为抑郁症就是精神病，等同于精神分裂症，会让他们发疯，会让他们走向自我灭亡。这让他们非常抗拒接受这个诊断结果，他们害怕一旦被诊断，就被宣判了悲惨的结局。在建构这种认识的过程中，大众对抑郁症的印象、民间的说法、媒体的报道扮演了重要的角色，这些主流论述塑造了老人们对抑郁症的认识，也强化了他们对这种疾病的恐惧。

但在接受医学治疗以后，他们慢慢开始从医生那里学到，原来抑郁症不等于精神分裂症，和其他疾病一样，它只是一种躯体疾病。这种认识让老人们放松了很多，一方面缓解了预估自己悲惨结局而带来的恐惧，另一方面也让他们有了将抑郁症归因于生理问题而非心理问题的、强有力的依据。老人们喜欢这种认识，也倾向于相信这种认识，不单是因为这来自医生，来自科学与权威，更是因为这种观点契合了他们心理的需要。

可在一次次疾病复发之后，老人们逐渐变得绝望，因为他们意识到，抑郁症治不好，这是一种慢性病，他们需要终身服药。老人们对此非常抗拒，他们多次向医生提出减药，但被医生拒绝后他们意识到，医生是把抑郁症当作慢性病来医的，这种病是医不好的。即使抑郁症是一种躯体疾病，他们也不想一辈子与它相伴，因为这种疾病会带来强烈的痛苦，而且这种疾病承载着很多不确定的因素和社会的污名。接受抑郁症是一种医不好的慢性病并不容易，老人们常常挣扎于其中。

需要强调的是，老人们对疾病的理解永远不只是认识疾病那么简单，在诠释疾病的过程中，他们也在重构对自我的认识。当老人们将这种痛苦状态认定为一种疾病时，相应地，他们就将自己看作一个病人；当老人们认为抑郁症是精神分裂症或者一种严重的精神疾病时，他们就将自己看作一个未来可能会发疯、可能会自杀的患者；当他们了解抑郁症是一种躯体疾病时，虽然他们不再坚信自己未来会发疯，但是他们的"病人"角色却得到了固化；而当他们认识到这个疾病医不好时，他们就会将自己定义为一个永远的患者，一个摆脱不了抑郁症的人。

抑郁症对于老人来说很特别，它和老人们的关系并非单纯的疾病与患者的关系，它总是和老人们的人格捆绑在一起，老人们会将抑郁症的发病看作自己人格缺陷或问题人格导致的一个结果，而在经历抑郁症后，老人们亦会将性格脾气的改变归因于疾病的"功效"。疾病的到来影响的不再是老人们的健康，而是老人们对自我的认识。这种影响深刻而长久。下一章将详细呈现老人们对抑郁症的解读如何塑造他们的自尊，即他们对自身价值的评价与感受。

第六章　"又老又病"的哀伤与挣扎

——抑郁症老年患者的自尊

在历经抑郁症的过程中，老人们也经历着对自我价值评价的变化，即自尊的变化。作为一个被诊断为抑郁症的老年患者，老人们不单要承受抑郁症带来的痛苦，还需要历经衰老带来的哀伤。疾病加上衰老挑战着这些老人的生活，增加着他们生活的难度，同时也挑战着他们的自我价值感，增加着他们自我认同的难度。在这个历经着抑郁症同时又历经着不可避免的衰老的过程中，老人们的自尊受到威胁，他们需要采取各种措施来应对这些不利的挑战。本章将深入探索老年抑郁症患者如何评价他们的自我价值，他们的患病经验、对疾病的解读如何形塑他们的自尊，他们又是用哪些方法来维护自尊的。

一　双重无价值："又老又病"

当我邀请老人们聊聊他们怎么评价自我价值时，几乎所有的老人都脱口而出"没什么价值了"。当我进一步询问老人们何以得出此结论时，他们常常会用"又老又病"来评价自己。吴奶奶就是其中一员。长期遭受抗抑郁药物副作用折磨的吴奶奶在聊到如何看待自我价值时，深深叹了一口气，伴随着强烈的无奈她告诉我：

> 我感觉我现在什么都整不成了。当然这个年龄也是一个问题，疾病（抑郁症）也是个问题，年龄已经80岁了。

秦阿姨也有类似的表达。

> 秦阿姨："（讲述她总要披着披肩保暖）就没有谁会像我这样，只有我啊。就会自叹不如，就会有这种感觉。"
> 我："那还是觉得心里会有点，无奈？"
> 秦阿姨："对了，就是完全就是一种无奈了。所以我就跟他们讲，人老了有很多的无可奈何。真的是，特别是有病的人，我说有病的人。"

当老人们聊到自我价值时，他们常常表达出很强烈、很深沉的无奈。他们认为，年龄和疾病就是他们身上背负的两个沉重负担，削弱着他们作为独立个体的价值感、意义感，建构着他们的自尊——"双重无价值"。在描述自己的无价值感时，张叔叔将自己比喻为"朽木"。

> 张叔叔："像我们现在没有什么价值了。"
> 我："这个怎么说？"
> 张叔叔："已经用一句话来说就是朽木不可雕了，反正是就是……（低头叹息）。"

"朽木不可雕也"形容一个人完全没有用处，也完全没有继续发展的可能性。张叔叔将自己比喻为"朽木"，便是在形容自己毫无价值、毫无希望。而话语最后的低头叹息更表达了对自己现状的失望、挫败和无可奈何。但事实上，在我眼里，张叔叔并非毫无价值，他看起来很精神，动作很麻利，他有一个很好的家庭，有孝顺的子女，他自己经营着一个卖当地农产品的作坊，他每周往返县城和昆明销售自己的产品，生意也不错。很显然，这种无价值感不一定与外人看到的形象相符，它是老人们内心的感受，是他们对衰老与疾病的看法，我们只有深入地了解他们如何诠释"又老又病"，才能理解老人们何以如此无奈。

二 诠释"又老又病"

（一）"又老又病"让我无能

几乎所有的老人都认为抑郁症和衰老在很大程度上限制了他们的能力，让他们无法完成曾经轻而易举可以完成的事情。比如，曹叔叔过去很喜欢写书法，而如今因为抑郁症和衰老，他不再有精力和体力去完成书法；杨阿姨自从患抑郁症以后，就没有办法像过去一样帮女儿带小孙子，即使她非常喜欢小孩；华叔叔过去精力旺盛，是家里的顶梁柱，现在再无法下地劳作，也就没办法再为家里挣钱；朱阿姨由于行动变缓，爱好旅游的她再没有办法实现出国旅游的梦想；对魏叔叔来说，每天出去散会儿步甚至成了一种奢望；为了预防抑郁症的复发，赵阿姨卸任了合唱团的指挥，即使她在艺术上很有天赋和能力；郑阿姨也关闭了自家的糕点店，即使她手艺很好、店铺经营得不错……

在罹患抑郁症后，有的老人感到力不从心，再没有办法从事以前可以完成的工作；有的老人为了预防复发，不敢再给自己任何压力，主动放弃了工作或者其他活动的机会。在老人们看来抑郁症大大削弱了他们的能力，而衰老又加重了这种衰退。他们对自己的评价也就随之变得负面。在访谈中，老人们"什么都做不了了！""没什么用了！"等语句反反复复地出现，比如华叔叔和魏叔叔。

> 嗯，没有兴趣，做什么都不想做。没有用处了。（华叔叔）

> 价值嘛好像都不想了，没想这个，价值本身就没价值了，你看我现在，根本就是个没用的人了。（魏叔叔）

疾病和衰老限制了老人们的能力，老人们在感到挫败的同时，也感到自己不再有价值。赵阿姨自创了一个词——"半残疾人"，来形容自己的无用：

比如说我可以去组建一个合唱团，我有能力去指挥他们，我有能力可以把这个合唱团调整得可以唱很好，我完全有这个自信，就是我的能力是这样。但是我已经不愿意去做了，因为我担心，在做这个事情的过程中，会有压力，这种压力让我焦虑，焦虑以后导致我的病情复发，我就害怕承担任何对我有压力的事情。所以就，本来正常人是可以去做一些事情的，并且可能会有一些建树哈，做出点成绩来，我就不敢再去触摸这个事情。我已经不给我压力了，真不能给压力，我已经属于那种半残废，我认为我就是一个半残疾人。没有办法呀，就好像有个人他突然之间出现了一个意外，他两条腿断掉了，他就不可能再从事他用腿去干活这个事情。比如他可能不能当运动员了，他当个残疾运动员也就是个残疾运动员，他不可能再去挑战一个什么高度了。我的想法这样，就是我得了这个病我不能像正常人一样地满足我自己的愿望，达不到，达不到就不要去想了呗。

在赵阿姨的叙述中，她表达了自己想要当合唱团指挥进而达成一些成就的愿望，但因为抑郁症和年龄的限制，她没有办法再去实现这些愿望。在两次访谈中，伴随一次次的叹息，赵阿姨一次次地使用"半残疾人"来形容自己。这个形容不仅是她对于自我价值的一种评价，对于自我形象的一种折射，更蕴含对自我深深的失望、挫败与无奈。对于赵阿姨来说，患抑郁症对她的冲击，就好似一个人失去了身体的一部分，这是一种创伤，给她带来了强烈的丧失的感受，丧失的不单单是健康，更是实现内心抱负、实现自我潜能的可能性。在这种情况下，老人们不仅需要调养身体，更需要花很多时间去哀悼这种自我实现的丧失，去修复这种不可逆的创伤，去接受一个无法实现内心渴望的自己，去重新做自我的适应与调试，去适应当一个"半残疾人"、一个部分失能的人。这个过程很难，这个过程充满了自我的无价值感。

(二)"又老又病"让我成为他人的负担

老人们也意识到，"又老又病"渐渐让他们成为家人的负担，因为逐渐减退的能力让他们慢慢开始无法独立生活，无论是经济上还是实际生活上。对于经济条件不好的老人，长期的疾病治疗加重了他们的经济负担，让他们必须依靠子女才能生活。孙阿姨就是这样。孙阿姨曾经是工人，退休金不高，一个月有两千多元，而在前期的辗转就医和住院治疗过程中，她已经花了超出她支付能力范围的医疗费，她不得不依靠女儿。在我遇到孙阿姨时，她的女儿已经帮她支付了几千元的医药费，而抑郁症的治疗需要支付一个月一千多元的药费，孙阿姨只有继续依赖女儿才能接受治疗。在访谈中她多次感叹"看病太贵了"。她也向我表达了成为女儿负担的愧疚感：

> 经济就是看这个病，钱太贵了，我们的经济也少。想着就有点难过，负担有点重，就开始不舒服。我姑娘就讲"你不用操这个心，即使拉账也会跟你医好的"。我姑娘就是让我别想这个钱的事，让我别顾虑这些，没有就借点钱给你，帮你医好。那就是说没有钱医，然后还给我女儿造成负担。我女儿姑爷都是打点工，每个人都是千把块钱一个月，还供着女儿上学，那就说管它了，给我医好了比较好，家里的老人如果整不动了，看看门也是好的。就是这种意思了。

孙阿姨无力承担长期的治疗费用，只能靠女儿的经济支持来继续接受治疗。虽然女儿很好，没有怨言，但女儿经济负担也重，这让孙阿姨很心疼、很愧疚，觉得自己成为女儿一家的负担。她很希望自己能够赶快好起来，能做点什么来分担一下女儿的负担。

相似的还有吕阿姨。吕阿姨，65岁，是一位地地道道的农民，她和老伴靠做农活、养牲畜过活。2017年初，老伴身故，吕阿姨只能靠自己过活。抑郁症的发作让吕阿姨在遇见我的前几个月中都在治疗。在此情况下，吕阿姨只能停止做活，没有收入的她为了看病搬到城里和儿子一同居住。她在经济上需要完全依靠儿子，可儿子还有自己的家庭需要照顾，生活并不富裕。这让吕阿姨感到十分愧疚，认为自己成了儿子的负担：

有时候睡不着，想着大儿子的负担太重了，想着回去，他又要挂念着，小孩子读书那些，孙子读书那些总是要他拿钱，你说那点工资钱，他负担也重。是的呀，我就是望着他，我心里，想着什么不好过哦，总是他一个人这个负担太重了，总想着他，他又要服侍我，哎呀，心里就是难过了。

　　伴随一声声的叹息，吕阿姨在访谈里多次表达了自己成为儿子负担的愧疚感，她没有将儿子对自己经济上的支持当作理所当然，她为自己什么都没法为儿子分担而忧愁，她甚至想要自己回乡下，不再在城里看病治疗了。很显然，对儿子的经济依赖挫伤了吕阿姨的自尊，让她把自己看作儿子的负担。

　　除了经济负担，一些老人也认为"又老又病"增加了家人的照顾负担。华叔叔就是这么认为，他曾经是家里的顶梁柱，勤快、麻利，能做很多农活，是家里的经济支柱，可现在他不仅不能做活，还需要家人的照料，这种感觉很糟糕，他把自己看作家人的负担：

　　　　那事情（农活）就摆着了。就给家里面其他人带来麻烦了，对吧。两个人做的活计一个人做，你懂吧。

　　本该是自己的活，现在变成了老伴的活，老伴为了养家、照顾自己，需要承受两倍的工作负荷，这让华叔叔感到很惭愧。除了老伴，华叔叔还需要依赖儿子。来自农村的他为了看病，必须来到自己并不熟悉的城市，而一路上的交通、食宿都需要儿子的陪伴、照顾和经济支持。儿子还需要向单位请假来陪伴自己。这些都让华叔叔觉得自己很没用，帮不了子女，却还成为子女的负担。

　　类似地，沈奶奶也在访谈中表示自己成了子女的负担，她年纪大了，住得又远，每次来城里看病都需要儿子的陪伴，这就影响了儿子的工作。

　　　　沈奶奶："我现在就是给他们（儿女）惹太大的麻烦了。看病陪着

　　我，今天是他要跟那个学生上日语课，他是老师，他们那些要到日本去工作，日语不过关。结果为了我今天看病，他要把学生推掉了，课不能上，所以我……"

　　沈奶奶儿子："尽孝第一。"

　　沈奶奶："我心里面就不舒服，心里面就不舒服。"

　　沈奶奶把自己看作儿女的"太大的麻烦"，因为病情，自己不得不影响儿子的工作。虽然儿子表达了孝心，但沈奶奶内心还是充满愧疚。在老人们看来，抑郁症和衰老大大削弱了他们的能力，让他们开始需要依赖别人才能生活。这种无法独立的感觉很糟糕，让他们觉得成为他人的负担，强化了他们"没有用""没有价值"的自我认识。

　　更糟糕的是，老人们知道，自己的这种状况无法好转，随着年龄的增加，他们将会越来越依赖自己的儿女，会成为儿女们越来越大的"麻烦"。韩阿姨只有66岁，虽然抑郁症的病程只有两年，相较于那些年龄大的、被抑郁症缠绕了几十年的老人，韩阿姨或许还只是一个"新病人"，但她同样也有着强烈的危机感，她害怕在未来不得不依赖子女，成为子女的负担。她含着眼泪、声音颤抖地告诉我：

　　　　我的想法跟别人不一样，一天来照顾我，一家子来围着我，说明我没有价值。如果是我能为别人，比方说，如果我姑娘星期天还能领着我孙子来吃饭，我还可以煮好吃的，那个就是我的价值，就是我现在的价值。如果这点都做不到，我就没有价值。

　　对他人的依赖冲击了老人们的自尊、蚕食着老人们的尊严，即使他们的子女再孝顺，他们也不愿意依赖别人，也有强烈的展现自我价值的需求。可让他们无奈的是，衰老和疾病无法逆转，他们将变得越来越依赖别人、越来越没有所谓的价值。在"又老又病"的过程中，老人们双重无价值的自我慢慢被建构。

（三）"又老又病"让我被社会排斥

一些老人很消极地评价自己的价值，因为他们认为"又老又病"让他们被社会所排斥。作为抑郁症患者，他们感受到了来自社会的歧视，而作为老年人，他们同样感受到了来自社会的不尊重。

就如前两章所描述的那样，在和周围人的互动中，老人们了解到，普通大众常将抑郁症患者认定为"精神病人"或者"疯子"，而社会对这样的人群是不接纳、充满歧视的。钱阿姨向我讲述了他人如何歧视精神疾病患者：

> 听见过的嘛，说别人，那种就是真真正正疯掉了，就说"别跟他计较，他这里（钱阿姨指了指自己的脑袋）有毛病"。这个嘛是常有的事情。我们60多岁的人对吧，以前在单位上班，有些时候跟那个有点什么争执啊什么，都会听得讲，还是听到的。

钱阿姨跟我分享这个经历的时候，语气中充斥着愤怒，她愤怒于他人对精神疾病患者的流言蜚语，愤怒于这个特殊的人群遭遇到的社会歧视。赵阿姨同样与我分享了他人对精神疾病患者的态度：

> 正常的医学生的术语嘛，精神病就是精神病。人家骂人"你这个神经病！"

赵阿姨提到我们常用来骂人的话："你这个神经病！"这句话就蕴含着大众对精神疾病患者的排斥与敌意。虽然抑郁症不同于精神分裂症，但由于抑郁症也是一种在精神科医治的精神障碍，大众对这种疾病同样有着歧视与不尊重。老人们知道，当他们被贴上抑郁症患者的标签时，他们就不得不像其他精神疾病患者一样，需要开始应对来自周围环境的歧视与区别化对待。卫阿姨直接点出了大众对抑郁症患者的歧视：

唉，就觉得还是有点，人家有点歧视的，人家有点歧视的，嗯，人家歧视这个忧郁症的，真的歧视的。

在这句短短的陈述中，卫阿姨4次强调了周围人对抑郁症患者的歧视。她在面对这些歧视时的无奈在开头的那声叹息中表达得淋漓尽致。为了不被他人歧视，不被主流社会排斥，老人们常常需要隐藏自己抑郁症患者的身份。所以除了自己的家人，他们对于自己的抑郁症常常闭口不提，对于那些有可能让别人猜测他们疾病的信息，他们也选择隐瞒或缄默。比如他们不会告诉别人他们要去精神病院或者精神科就诊，他们会隐瞒自己所服药品的名称，他们甚至需要隐瞒自己加入了我的研究。如果他人问起，他们有可能撒谎。比如卫阿姨，她就向一起跳舞的伙伴撒谎，说自己得的是心脏病：

嗯，像我们这个跳舞的，我的年纪算大的了，真的，70岁还跳。所以呢就一直都没去跳舞，他们讲"你怎么不去跳舞了？"我讲我有心脏病，我都不敢跟人家讲我有这种病，讲了那些人，那些年轻人又习，四五十岁那些、五六十岁那些，人家又想着那个老奶奶，老都老了，还来跳。

卫阿姨清楚地知道年老会让人嫌弃，而抑郁症患者更会遭到歧视，人们不愿意和抑郁症患者交往。因此她在舞伴面前需要隐瞒自己的疾病。但在一些时候，老人们不得不暴露自己抑郁症患者或者精神疾病患者的身份，比如他们不得不到精神科开药。在这种情况下，他们常常会感到尴尬和不情愿，就如赵阿姨说的那样：

每到精神科，（人们会说）"看精神科啊！肯定是精神有毛病的人"……像我们这种抑郁症都说是精神病那里面的一种，只是它没有到那种完全失常的那样一种，也是精神科的病噻。会的会的，会不愿意说精神科。

赵阿姨虽然没有经历过人们针对自己疾病直接的歧视，但她每次去精神科，面临暴露自己身份的可能性时都会有这种暗暗的被歧视的感觉，让她羞于说出自己是一个抑郁症患者。还有很多老人都和卫阿姨、赵阿姨一样，因为害怕被他人歧视或者排斥，他们会在要暴露自己抑郁症患者身份时感到不安和羞愧。于是他们尽可能地隐瞒自己患者的身份，避免被他人歧视。

当然老人们面对的不仅是抑郁症，年龄也是他们心中的一个障碍，他们感受到成为老人让他们丧失了社会地位，成为社会所排斥的对象。一些老人认为，自从退休，他们便有了这种被排斥的感觉。朱阿姨就深有体会。朱阿姨曾是国有书店的一名职员，在退休之后她感到了一种深深的无价值感。

> 我："有好多老人家会觉得现在没有用啊或者是之类的想法，您有没有这种想法？"
>
> 朱阿姨："哎呀，其实这种消极的想法对于每一个老人来说，其实从退休的那天就开始有了，就开始有了。特别是现在这种社会比较躁动，这种环境下，而且我们这种60岁以上的老年人，都是困难时期过来的人，所以想法更多，但是呢又很无奈，（朱阿姨举例讲述社会对老年人的不尊重），还有这种社会的不公平，对待老人的一些，特别是政府的一些设置、政策，对老人的关爱，明明叫着'对老年人要关爱'，实际上，关怀什么呢？有些老年人相当可怜的，所以从退休那天起大家就觉得已经被抛弃了，已经没有去处了。"

朱阿姨认为，她没有获得作为一位老年人理应获得的社会尊重与福利待遇。在这种情况下，她感到被社会抛弃，感到自己没有价值。一些老人因为年老的身份，被他人欺凌过、粗暴地对待过，他们也深感作为老人不被尊重。沈奶奶曾经是一位非常有能力的医生，后面调到医院的管理岗位，工作上获得很多成就。但退休后，她感到不再被这个社会所尊重。在访谈中，她和我分享了去菜场买菜的经历，解释了为什么觉得自己被社会排斥，不再具有自我价值：

> 价值感大家都说了嘛，没有什么价值了，我现在又不看临床了，又不当医生有什么价值，变成弱势群体了，就像周围同事讲的一样，弱势群体了，对吧。你去买菜，你多问他一下，他骂你。你摸一下那个菜多少钱一斤，他说"你摸什么摸，你买得起就买，买不起就不要买"。你问几角钱一斤。他都要骂你，菜街子买菜都是这样。你多问一句，他要骂你，是不是你心里不好过？如果你没有教养了，你去跟他吵，"你为什么那么凶，你说话不能好一点吗？"你跟他那个吵，像我们就吵不出来嘛，知识分子家庭出身，又是知识分子，对吧，我不会吵架。我心里面就不舒服，我转身就走，就这个样子。买菜，人家问你多少钱一斤，我说不晓得，"怎么你买菜认不得多少钱一斤呢？"我说我不敢问，多问一句，他要骂你了，"你买不买？"你摸一下，他说"摸什么摸，你买就买，你不买你别摸"。现在就这种样子。
>
> 越老越有这种感觉，对吧。人家说你顶了一头白头发，不是都这样说你，你还怎么说。

在沈奶奶看来，作为一个高级知识分子，作为一个曾经的能人，她因为自己的年老被一个市场小贩所欺凌，她感受到了他人的羞辱，内心十分愤怒，也十分无奈。对沈奶奶来说，这不是不尊重她的个例，这是她在这个社会上失去地位、失去尊重的写照。而在此情形之下，还谈什么自我价值呢？她将自己定义为"弱势群体"，因为他们这些老人已经成了受到压抑的人群，被社会所边缘化。而随着他们年龄的增长，或许这种社会地位的丧失还将越发明显，自我价值感将越发受挫。

从老人们的叙述中可以看到，抑郁症和衰老不单给老人们的身体造成压力和困难，也迫使他们成为社会的弱势群体，让他们不得不经受他人的歧视和社会的排斥。而社会环境又形塑了老人们的自尊，建构了他们对自我价值的判断——我已经不再是一个有价值的人。

三　生存还是毁灭：老人们的挣扎

几乎所有的老人在提到自我价值时，都认为自己"又老又病"，已经没什么价值了，但需要注意的是，老人们在面对这种双重无价值感的时候并非没有招架之力。在与我的访谈中，他们不仅表达了这种无价值感，同时也分享了他们如何与这种感受抗争，如何在"又老又病"的现实中找到自己的意义，获得自己的尊严。在这个抗争的过程中，他们运用了很多策略来维系自尊，包括阻止衰退、调整期待、从过去的经历中重拾意义、正常化自己的无能。

（一）阻止衰退

在意识到自己能力的衰退后，老人们常常会用各种办法减缓衰退，向他人证明自己仍然是一个有能力的个体，从而维系自尊。韩阿姨不想成为家人的负担，她尽可能在经济上、生活上独立自主，即使她承受着长期的、较为严重的药物副作用。在访谈中，她叙述了如何保持独立、如何防止自己成为他人的负担：

> 我只有我自己来做这些（家务）。所以我不能拒绝吃药，我必须要让我自己能生活自理，哪怕寿命短几年无所谓，只要你生活质量高就好了。人家讲好死不如赖活着，我没有那种想法，我不愿意那种在床上还躺着，还要别个照顾，多活几年，我觉得那种没有意义。不是我对生命不珍爱，是因为，（哽咽），我不想麻烦。所以我觉得我不拒绝吃药，我一定要让生活自理，这个是起码的，我自己起码的底线、原则。所以我不拒绝，看病我也不拒绝，吃药我也不拒绝。

虽然由于长期服药，韩阿姨承受着严重的肠胃不适，但为了能够自主独立，韩阿姨坚持服药、坚持治疗，防止抑郁症复发带来的对他人的依赖。同时，韩阿姨也会通过拒绝亲朋好友帮助的方式来证明自己是独立自主的个体，因为接受来自亲朋好友的支持会让韩阿姨感到自己无能、无用：

> 然后这两天我妹妹喊我下去曲靖，她平时讲话比我讲得多，但是呢我又觉得我这个生着病，去人家家里，气息奄奄地让人照顾，我觉得过意不去（开始哭泣）。
>
> 所以有时候买东西，我姑娘给我买，我要给钱，她在那里哭。人家是买东西，买东西给他（其他人）他就高兴，我不高兴，我觉得我自己有能力买，我为什么要他们买。……我的想法跟别人不一样，一天来照顾我，一家子来围着我，说明我没有价值。

拒绝亲朋好友的帮助对于韩阿姨来说是一种独立的表现，是一种自我尊严的彰显。她个人的价值需要在为别人付出中得到体现，相反，在别人的照顾中，她的自我价值感只会受到侵害。因此她通过尽可能地靠自己来维持自己的自尊，维系自己作为独立个体的价值。虽然韩阿姨仍然打算和这种衰退战斗，但她深知，随着不断衰老，以及药量增加带来的副作用的加剧，自己的衰退已无法逆转，而且将来的状况也不容乐观，伴随多次的叹息和哽咽，韩阿姨表达了她的无奈与哀伤：

> 我不需要我做多好，什么更多什么伟大的事情，我只要别人不来照顾我，我还可以照顾别人，（哽咽），我还可以煮饭给别人吃，这个是我生存的价值。如果哪天，这个价值，没有了，不存在了，（哽咽），就让我躺在病床上别人来照顾，我觉得生命就没有价值了。

韩阿姨知道即使她现在努力与衰退对抗，但是总有一天将面对自己的"无价值"，现在能做的就是尽可能阻止这一天的到来。和韩阿姨一样，很多老人都在努力阻止自己的衰退，保持自己的自尊。在我的研究中，几乎所有老人都用阻止衰退的方式与这种无价值感对抗过。秦阿姨非常担心衰老和抑郁症会导致自己认知能力衰退，于是她会在平时生活中抓住各种机会锻炼自己的认知能力，比如在看完电视时有意识地回忆并复述自己听到的语句，在购物时尽可能心算价格。赵阿姨也很难完全放下自己成为一个合唱团指挥的梦想，她在自己状态还不错时，也会尝试参加一些演出，即使仍然面临疾病复发的风险：

> 我已经不愿意去做（合唱团）了，但我一听他们要到北京去，我自己有个想法就说唱了那么多年合唱，北京国家大剧院是我们中国最高的艺术殿堂，不管是什么形式去，我都想进去转悠转悠，在一个大剧院的舞台上唱唱歌，我就这么想，我就又回到那个合唱团去了。

虽然年龄和疾病削弱着老人的能力、蚕食着老人的自尊，让他们体会到无用感、无价值感。但老人们并没有向年龄和疾病束手就擒，他们还是会捕捉各种机会来证明自己的能力，来实现自己的抱负。即使老人们清楚地知道，年龄和疾病是无法逆转的，他们很有可能在将来变得更加"没有用"，他们仍然会想尽一切办法来减缓自己的衰退，让自己能够有尊严、有价值地生活。

（二）调整期待

除了尽力阻止衰退的脚步，老人们有时也会通过调整对自己的期待来中和负面的自我评价，以此来对抗无价值感。赵阿姨就是其中一例。在经历多次抑郁症的复发后，她开始意识到，不能再给自己压力，因为压力会触发疾病的复发。除了在自己情况好时仍然不甘心地去做一些尝试，赵阿姨也会降低对自我的期望，主动让自己适应疾病。这个过程充满了挣扎、无奈和失望。她在访谈中与我分享了这种感受：

> 赵阿姨："我就给他们排（合唱节目），排了以后呢确实不错，也得了奖，也得了钱，但是在排练这个过程中真的是觉得太累了，整个晚上我没有办法睡觉，就在背谱。因为排练这种合唱它不是一个声部，它是有几个声部，这个声部停了，那个声部要紧，那个声部过程

中哪个声部要进，进了以后哪个声部的匹配，音量比，声音的调整，你都要去考虑这些事情，完了还有一些动作，一些舞台上的效果。完了我就睡不着觉，那段时间我就（吃）安眠药。（吃）安眠药把这件事情对付下去。我想那以后我要是再弄这个事情我总是在这种状态，我干不了这个事情，我有能力但是我不能去干。就不能承担压力了。我的想法就是自娱自乐，然后在我那个有时间的时候，我沉浸在我自己的音乐里面去。完了打消去指挥的这个念头。就是去唱歌就完了。完了慢慢地降低自己的期望值，对自己的期望值，很痛苦这种事情。"

我："那会不会觉得自己那个价值感好像被……"

赵阿姨："没有了，那没办法啦，我就自己就拼命地调整呗。人这一生啊，在那个，我那天看了一篇那个微信，陈道明说在这个社会上哈，真真正正能活出精英的这种人嘛，实际上是很少，大多数人是平庸的。我就把我放到大多数人那堆里，整成个平庸的人就完了。"

在这段长长的叙述中，赵阿姨描述了在抑郁症的阴影下，她慢慢降低自我期望、接纳平庸自己的挣扎与无奈。在与衰退做斗争的过程中，老人们认识到，在衰老和疾病面前自己有时是无力的，虽然已经做了很多努力，但是衰退仍然会慢慢进行，他们还需要调整自己的心态，调整个人的目标，去适应这种身体与能力的退化。从具体的操作来说，老人们会逐步降低对自己的要求，来适应自己能力的退化。如果本来那个目标和愿望无法达成，那就换成一个小的目标，去实现一个小的愿望。比如赵阿姨，为了预防抑郁症的复发，她自指挥完国家大剧院的演出之后，就不敢再做合唱团的指挥，但是她加入了老年大学，成为一名班主任，为其他老年人服务。在做老年大学老师的过程中，她也能在一定程度上体会到自我价值感：

我在老年大学当老师哈，当班主任哈，一点儿难度都没有。所以我没有压力。他们说："你这个老年大学做什么？有什么好去的？"我说："你们不懂，我到老年大学是治病去了。"那个老年大学给我们的报酬可以说是忽略不计，没有什么报酬。但是我愿意去，我愿意去从事一种有一点社会感的生活，来满足我退休以后对作为一个人存在这个社会里面的这种危机（价值）感，我认为我还是被社会需要的，被这些老年朋友需要的这么一个人。老师，老师，不是每个人都可以当老师的是不是。然后你被别人叫老师了，然后你还被甚至有些年龄比你大的称为老师。然后在人家的学习过程当中，你或多或少也能够帮助人家一点点东西，然后人家觉得"太好啦，你这么一讲我就清楚啦！"就觉得你的这种付出的辛苦是值得的，得到一种做人的尊严。所以就是人要有一种就是，被认可感。人的需要就是这种。可能我们就是在老年大学寻求这种需要吧。

在老年大学当老师对赵阿姨来说没有什么挑战，当别人叫自己"老师"时，赵阿姨得到了一种被尊重的感受，当自己的付出获得他人的认可时，赵阿姨感受到了作为一个人的尊严感、价值感。这在很大程度上减轻了赵阿姨因为抑郁症不能实现自己梦想的挫败感与遗憾，帮助赵阿姨获得了自我肯定。

同样，大部分老人都能从降低对自己的要求与期望、从事一些力所能及的事情中获得自我肯定。比如，郑阿姨由于无法承受高强度的工作，不再经营自己的糕点店，但是她加入合唱团、舞蹈队，练习太极拳，从中获得自我价值感：

> 我只是做我想做的事情，对吧，我想唱歌就去唱歌，想去跳舞就去跳舞，想打太极拳就打太极拳。样样都归自己主宰了，多好的时光，对吧。

曹叔叔由于体力不济，不再能够完成书法作品，但是他加入了老年大学的乐器班，和其他老年人一起玩玩乐器：

> 我爱好音乐，去老年大学有个小乐队里面，大家在一起去搞音乐

啦，搞这样歌那样歌整整心情愉快。

沈奶奶在退休以后有着强烈的无价值感，觉得被社会所抛弃，但她仍然通过拍摄日常的美景使内心安定：

> 我不为别人活，为我自己活，为我女儿活。人家说"为你自己过好每一天"，我说对的，就是这种。今天早上去拍那个雾，我那个地方的雾太好看了，云雾山中，太阳喷薄而出，多高兴，就是这种。

由于年纪和疾病的困扰，热爱跳舞的孔爷爷无法再舞蹈。但他会通过做一些上身的简单的动作，继续感受舞蹈的乐趣。在我与他的第一次访谈中，孔爷爷坐在我面前的椅子里，展示了他的舞蹈：

> 现在呢，因为我得这个病，我就不太敢跳。因为我怕万一，再加上腰很不好，我就不太弄了。我只唱唱歌，手上有扇子么扇扇看看整整这些。动作我会跳的，就是这种。我在家里我还专门买了一个小的录音机，有碟片那种小录音机，插上，它就唱歌，我还喜欢听歌，喜欢听歌。我天天开着听歌，听歌。有时我还整着一下子自己高兴起来，又拿着扇子像这样整起来，就像这样，（手拿病历本开始比画），呵呵。我在家里就像这样，整着起，自己跳起来。

虽然只能坐在椅子里挥舞手臂，但孔爷爷一样感受到了舞蹈的快乐。这样的舞动或许不是传统意义上的舞蹈，但同样是身体的表达，同样充满美感，同样可以抒发情感、抒发对美好的向往。孔爷爷的舞动在很大程度上减轻了他无法跳跃所带来的遗憾和挫败感。对于这些老人来说，衰老和抑郁症对自己能力的削弱是让人哀伤的，但他们没有困在这种哀伤中，他们会去寻找自己还能做的事，会去探索自己能力的边界，然后通过完成这些能力范围之内的事情来减轻这种哀伤、感受自己的力量、肯定自己的价值。在这个过程中，老人们的自尊得到了维护。

（三）从过去的经历中重拾意义

在与衰老和疾病做斗争的过程中，老人们也会通过回溯过去的自己来肯定今天的自己。朱阿姨在罹患抑郁症后，行动很缓慢，很多事情没有办法完成，而退休后社会角色的失去也让她感到被社会所抛弃。但她回溯过去，从自己职业生涯的表现中获得了对自我价值的肯定：

> 人生价值，其实我就觉得我个人的人生价值我已经在过去，我30多年的工作当中已经体现了，我在工作中我没出过差错，没违反过国家的各种政策，然后一直都是很克己，认认真真地工作。（朱阿姨讲述了自己踏实工作的例子）。所以我就讲，我在工作当中，认认真真地工作，没有违法，没出过任何差错和政策性的违纪，我还是值得的。干活我也不偷奸耍滑，从来不会这样，我已经实现了我个人的价值了。我在的这个进口图书部主任，以前在我们单位上是没有人能胜任这个工作的，后来我来做还做得很好，所以我觉得我还是很欣慰的，我自己没有辜负我的付出。而且我都接近70，按照实际出生年龄，我今年是70岁了，我讲我活到70岁了，要走要怎么的，我觉得我这一辈子也还是，不遗憾了，虽然混得不是太好，觉得经历的还是比较多，就觉得我这一辈子还是够了。

回溯自己的经历，朱阿姨对自己有着很积极的评价，她认为在过去的岁月中她已经实现了自己的价值。朱阿姨这段长长的叙述不仅是在回忆当初，也表达着对自我的肯定与满足。同样地，在访谈中，曹叔叔和金爷爷也回溯了他们的过去，从中增强了对自我价值的肯定：

> 当初我在几千人的大会上也发过言，在富宁县经济工作会议上发言，人家还说"这个是哪里的小伙子讲话讲得好"，我讲话一板一拍的，又不慌乱，声音又洪亮，（人家说）讲话讲得好，可以可以。因为我们为人老实，忠诚老实，不会搞鬼。总之我们一生人是光明磊落

的，我们去到哪里，我从来不说大话。（曹叔叔）

　　这个我倒是，对我本人的这个评价来说，我从参加工作也好，后来当兵打仗也好，没有对不起国家的事情。（金爷爷）

　　在回顾人生经历，特别是工作经历时，曹叔叔和金爷爷表达了很强的自豪感，他们认可自己，认为自己有着不错的能力，较好地完成了工作，也认为自己是一个好人，没有做过违背良心的事情。在回溯过去的过程中，老人们体会到了自我价值感。

　　不单是工作经历会给老人带来价值感，培育了优秀的子女也让老人感到非常自豪。金爷爷就是如此，她的女儿取得了博士学位，还到国外留学，他的孙子也考上了重点大学，这些都让他感到了作为父亲的成功：

　　我嘛比上不足比下有余。我家庭总的来说还是不错，刚才这个姑娘，送我来这个，她是留美博士，她是某大学（重点大学）毕业以后参加了工作，考上了昆明某所的博士研究生，后来又到美国留学一年，又搞了美国的博士，现在儿子在上海读大学，今年17岁多，快要18岁了。儿子也有工作，媳妇是教书的，大学生。

　　郑阿姨也一样，女儿的"争气"让她获得了自我价值感：

　　我就讲虽然我现在可以跟你们（朋友）讲，我一无所有，但是我就讲我有我姑娘，30年后我们来比，来比娃娃来比后代，这个目标实现了。

　　优秀的子女让老人们感到十分自豪。他们认为虽然现在自己不如同龄人健康，但他们的子女比朋友们的子女要优秀。在老人看来，子女的成就就是自己的成就，培养出优秀的子女大大肯定了他们作为父母的价值，甚至是作为一个人的价值。

　　在回溯过去成就的过程中，老人们发现，现在的自己并不是自己人生的全部，现在的自我并不是完整的自我，现在的状况并不能代表他们整个人生的状况，他们的人生价值也不应该以现在的价值来评判。他们认识到，虽然他们现在看上去越来越"没有用"，但是从人生的维度来看，他们是好人，在几十年的人生中做出过成绩和贡献，他们完整的一生值得被尊重、被肯定。

（四）正常化自己的无能

虽然抑郁症被认为"不正常"，但衰老是每个人必经的过程。于是，老人们常用衰老正常化自己的无能，从而避免被标签化为一个"抑郁症患者"，以此来保护自己的自尊。赵阿姨就用了这个方法：

> 我平常旁边有几个朋友对我有一些影响，就说："不要去找那些东西（做指挥）了，我们这把年龄的人就是把身体整好就是最大的成功了。"这些思想对我还是影响很大。特别是在我无能为力、心有余而力不足的时候，有这种理论来支撑着我，好像给我找到了一些理论根据嘛，好像就是我这样做就更有道理了，好像更坦然、更心安理得了。好嘛好嘛，把身体弄好不要得病就行了。

年纪大了，理应不去做那些有挑战的事，在赵阿姨看来，就好像是一个"理论"，让自己能够更坦然地接受自己因为抑郁症而无法承受压力的事实。将失去能力归因于年龄，而非抑郁症，似乎更容易让她接受。她继续解释了这个"理论"如何帮助她接受无法取得成就的事实：

> 特别随着年龄增大，你看，马上60，已经60了，这个年龄，就这个坎嘛，60岁了，如果你真是想整出什么名堂来也还是难的。现在新生代的这些年轻人在社会上搞声乐的、搞指挥的越来越多，有很多艺术学院毕业的大学生，我们这种属于自己的爱好，也不是科班出身，光凭你心里的音乐感受去跟人家年轻人去竞争嘛，好像是有点可笑。算了，就这样慢慢慢慢就真正地放下。

　　年龄给赵阿姨一个提示，告诉她作为老年人本身就很难再和年轻人竞争了，这不是疾病带给她的限制，而是年龄。很显然，将自己的"无能"归因于年龄要比归因于抑郁症更让人容易接受。因为年龄增加必然导致"无能"，这是正常的生命现象。当将由疾病带来的能力限制归因于年龄时，似乎就能将这种限制变得正常，就能将自己能力的衰退变得更好接受。这时年龄不再是老人们的障碍，而是似乎变成了老人们正常化自己能力衰退的武器。

　　赵阿姨当然不是唯一使用这个武器的老人，很多老人都会用年龄正常化自己的衰退。张叔叔也是这样，当他因为抑郁症感到挫败时，他会用年龄正常化自己的不适与能力的减退：

　　　　你这种一个是年纪那么大了，70 岁的人了，那么像这些老年属于老年症状了，反映出来了，是属于老年症状了。觉得自己没得用，这种想法是有的。自己就是想着，第一，作为我来说也是 70 岁的人了，也就没有什么想法了。

陈阿姨也有类似的表述：

　　　　只是说岁数大了，肯定不像年轻时候，好像是特别怎么怎么的。现在岁数大了，它跟随着岁数，它肯定各方面精力体力跟不上了，它就不会说是我想去怎么怎么的，我还想去做些什么成功的事情，不可能的事情。

朱阿姨由于受抑郁症以及抗抑郁药物副作用的影响行动较为缓慢，她同样也用"年龄大了"合理化自己的变化：

　　　　我的脚步迈得肯定没有他们开，但是我还是尽力地跟上他们走路的步伐。所以这段时间我觉得我虽然会有一些失落的想法，但是我基本上我也不说出来，反正我想着我尽量努力，尽量努力跟上他们，肯定会受一些影响。没有病的老人动作都会变缓慢，对吧，到 70 岁了，我也是想想，当年我们父母 70 岁以后动作也是缓慢，反应也是缓慢了，这个是正常的。

当老人们用年纪大去正常化自己能力的衰退时，他们的挫败感、对自我的失望感会在很大程度上得到减轻。这意味着，他们并非比别人差，他们并非不正常，他们和其他老年人一样，只是在经历正常的衰老过程。

对于老年人来说，真正接纳抑郁症、接纳疾病对自己身体和能力的限制是不容易的。面对这种再也无法实现自己梦想和价值的现实情况，老人们的内心有着强烈的挫败感和哀伤，有着对自己强烈的不满甚至否定情绪，他们需要处理这些情感，重构一个积极的自我。而用年纪大正常化自己的疾病反应就是处理哀伤、重构自我的一种方法。这种方法让老人觉得自己并不孤单，自己只是在经历一个人人都会经历的正常的衰老过程。这便在一定程度上削减了老人们对自我价值的消极评价，让其自我获得了肯定。

四　本章小结

当深入了解患有抑郁症的老人们的自尊时，"双重无价值"这一主题浮现了出来。由于衰老和患抑郁症，老人们常用"没有用"来表述自己的价值。从老人的维度看，"又老又病"大大削弱了老人的能力，让老人无法继续从事之前能够从事的事务，无法实现自己内心的想法和梦想；从家庭的维度看，"又老又病"让老人们失去了为他人做贡献的能力，甚至让他们失去了自理能力，成为家人们经济上、照顾上的负担；从社会的维度看，"又老又病"让老人们失去了社会地位，让他们遭遇到社会的歧视，让他们成为"弱势群体"。"老"和"病"似乎成为侵蚀老人自尊的两个伤口，老人们感到挫败、疼痛、哀伤。

但就和第一章所述的许多心理学家的理论一致，老人们在"又老又病"的不利现状中并非完全被动，他们并非沉浸在哀伤中难以自拔，他们每一个人，即使是在抑郁发作期，都会使用一些策略和方法来对抗这种双重无价值的感受。比如，老人们会尽力阻止自身能力的衰退，证明自己仍然是一个独立的、有用的个体。在发现衰退无法阻止时，老人们会探索自己能力的边界，降低对自己的期望，从事一些适合自己的活动，适应自身能力的衰退。老人们也会通过回溯过去的方式寻找自我的价值，在回溯中他们会获得一个关于自我的完整的图谱，从中意识到当前不那么好的状态只是人生的一小部分，他们的整个人生是值得肯定的、充满意义的。他们也会正常化自己的衰弱，在将衰弱归因于自己年纪大时，他们也就将自己划归进了"正常"的人群，这便帮助他们更好地接纳了自己的病理症状，获得了对自我的认可。

在了解老人自尊的过程中，我并没有发现性别上的差异。并未像前人研究所展示的那样，男性会因为抑郁症状与男性气质不符，而在患病过程中展现出更明显的自我冲突。男性和女性对自尊的描述是类似的。这个结果可能与特定的社会文化有关，我将在下一章进行讨论。

总的来说，通过深入的探索可以知道，老人们的自尊绝不是固定不变的，自尊与抑郁症的关系也绝非线性关系那么简单，这些罹患抑郁症的老人们的自尊在整个患病和衰老的过程中是起起伏伏的。衰老和疾病会挫伤他们的自尊，他们对疾病的诠释会影响他们的自尊，而当面对自我价值的不确定甚至否定时，他们又会使用各种方法来维系他们的自尊，重构自我价值。当然，在探索老人们建构自尊的过程时，必须将其嵌入主流论述、中国特定的社会文化中来进行探索，下一章将深入讨论中国社会文化背景对老人患病经历、疾病诠释、自尊的影响。

第七章　中国社会文化背景下的老年抑郁

基于社会建构主义和现象诠释学的理论视角和认识论，本研究深入探索并详细呈现了老年抑郁症患者的患病经历、对抑郁症的解读，以及他们如何评价自我价值，即自尊。但需要注意的是，个体的经历、对疾病的认识以及对自我的评价都深受外部环境与语境的影响。在我的研究中，与之最相关的是医疗环境与医学统治地位、我国的精神卫生服务、精神健康与老龄相关政策，以及社会文化与主流论述。本章我将详细讨论社会文化背景如何形塑中国老人们的经历、疾病解读以及自尊。

一　医疗环境与医学统治地位的影响

研究发现，几乎所有的老人都把抑郁症当作"一种病"，将他们自己看作"病人"。对这个病人角色的建构并非单纯来自老人们自己的理解，而是深受医疗环境与医学统治地位的影响。在格根看来，语言系统限制着人们的视野，建构了人们"病人"的境况。[①] 在医学的话语体系中，抑郁症被定义为一种疾病、一种障碍，它描述的不是单纯的情感不适。医学模式将达到某种程度的抑郁状态与痛苦解释为一种病理性的、需要医学治疗的医学状态，在这个话语体系中，被诊断为抑郁症的个体就自然被定义为"病人"。在他们进行治疗的过程当中，我访谈到的所有老人都会将这种医学的定义内化为对自身疾病的定义，进而内化为对自我的定义，即将自己认定为一个"抑郁症患者"。换言之，医学的话语体系形塑了老人们对抑

---

① Gergen, K. J., *An Invitation to Social Construction* (3rd) (Los Angeles: SAGE, 2015).

郁症的认识，也形塑了他们的病人角色。

由于在医学的话语体系中，抑郁症是一系列症状的集合，而非一个完整的人在一段时期的经历、感受、状态和改变。这种定义必然导致被诊断为抑郁症的个体被症状化、被问题化。也就是说，这些获得诊断，或者说获得了一个标签的个体成为所谓有问题的人。这也就形塑了老人们问题化的自我，即认为自己是一个有问题的人，甚至是人格有问题的人。从我的研究来看，医学模式或医学话语体系对老人疾病诠释产生影响至少有两个途径，一个途径是科学主义的权威性，另一个途径是与精神健康专家，特别是医生的医疗互动。

当代中国社会十分推崇科学主义，而医学作为一种科学，代表着科学的思维和科学的认识，它对于疾病的定义与治疗有着权威的、不可挑战的决定权。有学者指出，从 20 世纪 80 年代起，我国社会开始推崇科学，因为它符合我国社会发展的需求，大大促进了我国社会主义现代化的发展。①在科学主义主导的社会背景下，如今的《美国精神疾病诊断与统计手册》以及《国际疾病分类手册》也就被建构为定义精神疾病的黄金标准，即真理。那代表着科学的医学模式也就成为最具权威性、最具公信力、最被推崇的治疗方式。这也就深刻影响了人们对疾病的认识。比如，在我的访谈中，老人们常会表达出对于医学的推崇，以及对医学权威的敬仰。就像赵阿姨的那句"我只听医生的"，张叔叔的"医生的话最可信"等。由于科学主义的影响，在普通大众看来，医学给出的解释是最权威、最专业的，于是老人们倾向于相信医学的解释。换言之，他们对疾病的解读以及对自己病人角色的建构，深受社会推崇科学主义的影响。

除了科学主义的权威性，医学话语体系还通过医患互动来对老人们的疾病解读产生影响。在老人们的叙述中我们不难看出，老人们和医生之间存在权力的不对等关系。在医患互动中，老人们常常处于听从建议、被诊断、被治疗的位置。这就像福柯说的那样，医学专家和他们的服务使用者之间知识的不平等必然造成权力关系的不平等，而诊断标准、治疗方法、

---

① Lee, S., "Diagnosis Postponed: Shenjing Shuairuo and the Transformation of Psychiatry in Post-Mao China," *Culture, Medicine and Psychiatry* 23 (1999): 349–380.

关于疾病机制的论述就是这种不平等关系的写照。在治疗过程中，医生的话语、医生所采取的治疗方案，决定着患者的话语和患者所接受的治疗方案。在我的研究中，医生决定了什么是抑郁症，决定了这个诊断给谁、不给谁，决定了每个抑郁症患者接受什么样的治疗。而老年人，他们只能被动地接受这个标签，无论他们愿意与否、觉得和他们的症状匹配与否，都只能被动地接受医嘱，无论他们是否想服药、是否认可治疗方案。

这种不平等的医患关系带来了三个后果。第一，它强化了老人病人的角色，帮助建构了他们对疾病和对自我的认识。当坐到医生面前的时候，老人"病人"的角色自然就形成了。第二，它使得老人和专家之间的知识鸿沟无法得到弥补，导致老人们对自身疾病和自己未来的发展充满了不确定的感受。就如这个研究中，绝大部分老人在疾病治疗的过程中感受到了困惑和无助一样。换言之，老人们充满困惑的就医体验深受不平等医患关系的影响。在绝大多数情况下，老人们只能被动地接受诊断与治疗，却没有机会向医生详细了解诊断与治疗背后的意思。第三，它压抑了老人自身对疾病的理解和对自我的感受。在不平等的关系中，医生的解释自然代表了科学和专业，而老人自身的体验和对疾病的理解、对治疗的看法便会被认为是主观的、不准确的、不重要的。这样，老人们的声音便无人倾听，他们的权利便受到了压抑。当然反过来说，由于他们的理解不被充分倾听，他们和医生间的知识鸿沟也就无法弥补。

当然，虽然医疗环境和医学统治地位建构了老人"病人"的角色，也压抑了他们内心的声音。但就和前人研究一样，它却能在很大程度上帮助老人逃离社会的歧视，减轻老人对疾病的消极猜疑，也减少旁人对老人疾病的误解与责备。① 因为当代表科学权威的医生将抑郁症定义为躯体疾病时，老人们便不用再那么担心自己会成为疯子，也有了将疾病归因于生理而非心理的证据，也就有了对抗他人歧视、误解、指责的武器。这对于老人来说很重要，因为医学模式帮助他们正常化疾病，将他们划归为正常的病人。

---

① Horwitz, A. V., *Creating Mental Illness*（Chicago：University of Chicago Press，2002）；Pilkington，P. D. et al.，"The Australian Public's Beliefs about the Causes of Depression：Associated Factors and Changes over 16 Years," *Journal of Affective Disorders* 150（2013）：356 – 362.

二　我国精神卫生服务的影响

中国的精神卫生服务还处在起步阶段，服务的主要提供者为城市中的精神病专科医院或者大医院的精神科、心理科，而医院里的精神卫生服务以医学诊疗为主。这样的服务现状深刻地影响了老人们的患病经验、疾病解读以及他们的自尊。

（一）"只有大医院"的影响

本研究发现，老人们在就诊过程中会产生强烈的无可奈何的感受，很多老人还报告了强烈的无价值感。而目前的精神卫生体系和服务模式对老人们的体验有着重要的影响。

为了建立精神卫生体系、发展精神卫生服务，我国在社区层面建立了重性精神障碍的管理体系，并从 2002 年起，连续颁布了三个阶段的精神卫生工作规划，强调了对老年人群心理健康问题的预防、识别与干预，也有力地推动了心理健康服务在基层的开展。但是，由于我国精神卫生领域专业人员缺口较大，基层的精神卫生服务主要针对重性精神障碍患者，居住在农村的被抑郁所困扰的人群很难在当地接受诊疗，即使是城市居民，也很难在所处社区接受相应的服务。在此条件下，有需要的人们只能选择精神卫生资源较为充足的大医院进行治疗，无论路途有多远、有多耗时。这一现状带来至少三个问题。

第一，就诊不便。就诊不便是最直接的影响，特别是对于老年人来说。由于不能够在自己所居住的社区接触相应的诊疗，老年人不得不借助交通工具去医院就诊。居住在农村、小城市或郊区的老人则更加不便，他们往往需要在家人的陪伴下历经长途跋涉才能得到医治。这种状况不仅加剧了他们的烦躁与不安，也使得他们成为"不独立"的、需要依赖他人的个体。这样的状况伤害了老人们的自尊，强化了他们的无价值感，帮助建构了"我是他人负担"的自我。

第二，诊疗不充分。由于只有大医院才能提供相对充足的精神卫生服务，大医院自然就成了患者的首选，这也就导致大医院永远人满为患。在我进行研究的 K 医院的科室，一个精神科医生在半天的门诊中需要接待 30～50 个患者。也就是说，每个患者的诊疗时间只有 5～10 分钟。在如此简短的会面中，医生和老人之间不可能有深入的信息交换。医生只能聚焦于那些与诊疗最相关的信息上，并用言简意赅的方式给出最核心的治疗建议，比如这是什么病、患者要如何服药、多久需要复诊。换言之，医生没有时间去聆听和分析老人们怎么理解自己的疾病、他们的主观体验是什么、他们需要怎样的服务。而当医生被询问到抑郁症是什么、为什么要这样治疗时，他们会倾向于使用最节约时间而非最准确翔实的方式来作答。毫无疑问，"只有大医院"建构了如此高强度的工作环境，建构了永远忙得不可开交的医生，当然也就使得医生与老人们之间的知识鸿沟无法得到填补，这也就加剧了老人们在就诊过程中的困惑、焦虑与无可奈何。

第三，医患不平等关系固化。由于大医院是精神卫生服务唯一专业与权威的提供者，老人们只有选择大医院进行医治。这一现状导致老人们只能听从医生，没有别的选择。在这种医生地位无法撼动、老人又别无选择的情形下，医生就显得更加权威，而老人就显得更加被动、无力。换言之，医生与老人之间的不平等关系更加固化，老人们只能对这个"病人"的角色"束手就擒"。

（二）医学模式为主的影响

医学模式为主的现状也影响着老人们经历抑郁症的过程。虽然无论是临床上还是研究上，我国近年针对抑郁症患者的心理社会服务有了长足的进步，但大部分医院对于抑郁症患者的服务仍然以医学模式为主。虽然许多精神科医生和护士有着临床心理学的兴趣甚至受训背景，但是在临床上，医学模式这一代表着科学的方式，仍然是诊疗抑郁症的主要模式。在此情况下，大部分的医院仍然只为抑郁症患者提供药物治疗。和中国的大部分医院一样，在昆明的 K 医院，医学模式仍然是最主要的诊疗抑郁症的方式。在我的研究中，所有老人都只接触过医学治疗，没有接触过任何的心理治疗、心理咨询、精神健康社会工作服务，老人们也不知道在哪可以接触到针对抑郁症的心理社会干预服务，他们甚至不知道还有其他类型的服务可以干预抑郁症。这一状况会带来两个影响。

第一，医学模式为主的精神卫生服务赋予了医生干预抑郁症的特权，使得医患之间不平等的关系变得更加剧烈。由于医生成为干预抑郁症唯一的权威，老人们便没有了别的治疗选择，他们只能听医生的，只有接受医学治疗这一条路可以走。这一情形帮助塑造了老年人的病人角色，也强化了他们的无可奈何。

第二，医学模式为主的精神卫生服务让药物治疗变为针对抑郁症的唯一的疗法，在此情况下，老人及其家人的社会心理需求便得不到满足。老人们在整个患病过程中的无助、困惑、不安、焦虑、被误解与指责、挫败、失望甚至绝望都得不到回应。在医学模式中，老人们的抑郁症是一系列症状的集合，而不是一个完整的人经历的痛苦，老人们被当作一个问题需要被解决，而不是一个完整的个体在体验复杂的情感、在历经一段特别的人生、在理解疾病与自我。当如此丰富的个体被削减成一系列症状时，当那么多丰富的感受与体验被忽略和压抑时，绝望的感受也就油然而生。换言之，医学模式为主导的精神卫生服务塑造着老人们的种种疾病经验，建构着一个个"绝望的老人"。

三　精神健康与老龄相关政策的影响

（一）相关社会福利的影响

事实上，针对老人的精神健康服务离不开相关福利体系和社会政策的影响。大部分罹患抑郁症的老年人能够享受到的社会福利包括基本社会保障以及基本医疗保障，缺乏针对抑郁症的特定的社会服务或相关福利。因此，当基本社保与医保无法满足老人长期就诊和生活照顾的需求时，他们就需要依赖家庭，特别是子女的照顾来生活，这就强化了老人的无价值感。

我国目前有针对重性精神障碍患者的医疗服务，包括残疾人补助、慢性病医疗保险、特困补助、低保、免费医疗服务、定期随访服务等。针对

"五保户"老人，即没有收入、没有劳动能力、没有子女的老人，也有"保吃、保穿、保住、保医、保葬"的兜底保障。但这些社会福利都仅提供给最为困难的人群，在我的研究中，没有老年人能够达到申请这些福利的标准。他们享有的福利通常是社会保险和基本医疗保险，也有为数不多的"老病人"申请了慢性病医疗保险。

然而，基本医疗保险常常没有办法覆盖老人们诊治抑郁症的全部费用。大部分患者在门诊就医，医药费每月少则几百元，多则几千元，而基本医疗保险每月只有一两百元，无法完全覆盖医药费。如果老人们选择了进口药物，医药费则会更高。换言之，老人们常需要负担大部分的门诊医疗费用。这对于经济并不富裕的老人，尤其是那些来自农村或者从工厂退休的老人来说，是一笔很大的经济支出。也有老人申请到了慢性病医疗保险，那他们每年可以领到大约 2000 元的补贴，而且只需要自己支付 20% 的诊疗费用（不包括检查费）。但申领慢性病医疗保险的要求是，有两年的抑郁症病史，并且在精神科或精神病医院接受过住院诊疗。[①] 也就是说，只有住过院的"老病人"才有资格申请。由于缺乏足够的社会医疗保障，很多老人便无法承担看病带来的经济负担，只能依靠他们的子女来医治疾病，比如来自农村的吕阿姨和华叔叔、退休后只有 2000 多元退休金的孙阿姨。兜底型的基本医疗保险和社会保障无法满足大部分罹患抑郁症老年人的看病需求，这也就导致家庭成为老年人的主要支持。换言之，老人在无法依靠社会保障生活时就必须依靠他的家庭，这也就建构了一个"依赖的老人"。当客观现实让老人变得依赖时，老人便内化了这样一个无法独立、依赖他人的自我形象，也就将自己视为"一个负担"，从而产生了自我无价值的感受。

（二）相关政策法规的影响

从社会政策的角度来看，我国 2018 年颁布了新版的《老年人权益保障法》，要求地方政府推出相应社会福利来完善患病老人社区康复体系。但截至目前，对于罹患抑郁症的老年人，地方政府还没有推出任何政策或

---

① 《昆明市城镇职工、城乡居民基本医疗保险制度》，2015 年 8 月 31 日，http://www.ynjs.com.cn/main/fuwuzixun/detail/754.html。

政府主导的社会服务。也就是说，对于抑郁症老人的社区康复服务仍处于真空地带。在此情况下，家庭自然成为服务患病老年人、照顾老年人的主力军。相应地，《老年人权益保障法》也强调了子女照顾老年人的义务与责任。对于患有抑郁症的老人，他们不仅需要子女的经济支持，也需要子女的情感照料。照料与支持抑郁症老年人的主要责任在实质上被划归给家庭，家庭没有任何支援与帮扶时，自然就会出现两个问题。第一，非精神健康专业的人员需要从事精神疾病患者的照料，会造成患者需求没有办法得到充分满足。这也就帮助建构了老年人在疾病中无所适从的绝望，以及在与家人互动中被误解、被指责的经验。第二，当家庭，特别是子女成为老人唯一的"靠山"时，老人们家人负担的角色就被塑造了起来。这便强化了老人的无价值感。

而在精神健康的服务领域，《精神卫生法》仍然将医学模式推崇为诊治抑郁症的主要模式，缺乏对生物－心理－社会整合模式的鼓励与规范。在社区抑郁症相关服务空缺、整合干预模式缺乏的情况下，罹患抑郁症的老年人便无法获得由政府提供的、带有福利性质的、专业性有所保障的综合型干预服务、照料服务和康复服务。虽然有一些社会组织或者私营诊所会提供心理社会服务，但由于缺乏精神健康专业人员，服务提供较为零散，不成系统，大部分的患病老年人仍然无法享受到专业的心理社会服务。政府主导的整合干预模式还未得到发展和实施的情形，自然也就使得整合干预模式仍然只存在于研究探索领域，还未面向社会进行普及。这也就导致抑郁症老年人复杂的、丰富的心理社会需求得不到满足，这便帮助建构了他们患病过程中的绝望。同时，正如前文论述的那样，法律政策对医学模式的推崇导致医学模式在抑郁症诊疗中占据至高的地位，这也便帮助塑造了老年人的病人角色和对疾病的认识。

总的来说，当前我国的社会福利与社会政策还远远不能满足抑郁症老年人的治病、社会心理情感、照料、经济等多重的、复杂的需求。社保和基本医疗保险是大部分老人唯一能获得的经济支持，医院是老人唯一能触及的服务场所，服药是老人唯一能选择的服务方式，而家庭这样一个非专业的、能力受限的个体领域便成为老人其他复杂需求的主要承载地。很显然，这样的现实情境帮助建构了老人在患病过程中的绝望处境，建构了医学模式在抑郁症治疗中的至高地位，塑造了老人们对疾病的认识和对自己病人角色的定义，也塑造了老人们对自我价值的评判，即我成为他人的负担。

四　社会文化与主流论述的影响

在访谈中让我印象深刻的是，老人们将抑郁症视为"精神病"，害怕抑郁症会让他们发疯，害怕他人将他们视为不正常的人。在被诊断后，他们内心充满了挣扎与不安。除了抑郁症之外，年龄的增长也让老人感到不安。他们不愿接受身体机能的衰退，不愿成为他人的负担，也对他人的歧视感到愤怒与无奈。老人们的这些挣扎深受当今中国社会中关于精神疾病和衰老的主流论述的影响，也受到传统文化的影响。在这个部分，我将深入讨论"病人有罪论"、精神疾病的社会歧视与文化观念，以及社会对老年人态度的转变如何影响老人们的患病经历、疾病解读以及自尊。

（一）"病人有罪论"和社会歧视

在访谈中，老人们叙述了他们被亲友误解甚至指责的经历，他们被认为是抑郁症的始作俑者。虽然老人们会尽力解释疾病的不可控，他们是受害者，但他们仍然会内化旁人的观点，怀疑自己确实有人格上的问题从而导致了抑郁症。当他们和其他人相处的时候，他们会感受到身为一个抑郁症患者可能遭受的歧视。老人们一方面向他人隐瞒病情，另一方面也内化了这种社会歧视，将自己视为被社会排斥的个体。

老人们对自己的评价深受社会歧视的影响，而对精神疾病的歧视在我国社会由来已久。就如第一章所述，在 20 世纪五六十年代，抑郁症状，如哭泣、兴致低、精神运动迟滞等，常被认为是"个体主义"、懒散、脆弱的表现。[①] 在当今社会，人们普遍认为个体之所以会抑郁，是因为其想法

---

① Lee, S. , "Diagnosis Postponed: Shenjing Shuairuo and the Transformation of Psychiatry in Post-Mao China," *Culture*, *Medicine and Psychiatry* 23 （1999）: 349 – 380.

或者性格出了问题，比如想不开，性格过于敏感、过于脆弱等。① 这种"病人有罪论"深受我国社会环境以及文化观念的影响。20世纪五六十年代是新中国成立之初，国家需要大力发展经济，人们需要积极投身到国家建设中，为公共事业奉献自己的力量。有学者认为，在当时的历史背景下，抑郁的表现会被认为是一种政治不正确。而在当今崇尚竞争、个人奋斗、个人进取的社会，抑郁的表现则会被认为是负能量，与社会期待和社会价值不吻合。从历史维度可以看到，抑郁症患者从来都不被社会所接纳，从来都被认为是需要自我改造的个体。

再者，"病人有罪论"可能也受到中国文化中有关"报应"的说法的影响。"报应"一词源自佛教，意思是人们的行为会给自身带来相应的后果，即善有善报、恶有恶报。在这种文化观念的影响下，中国人倾向于将疾病、痛苦、厄运解释为个体或者家庭不良行为所带来的恶果，即个体要为自身的病痛负责。深受这种个人内省文化的影响，抑郁症患者在患病后，会去检验自己过去的行为，用自身的问题解释自己的患病，而他人也习惯性地认为个体应该为自己的疾病负责，这种疾病归因的方式便成为对患病者的指责。

需要注意的是，在访谈中可以发现，抑郁症在我国常被误认为是严重的精神疾病，而精神疾病在我国遭受着明显的社会歧视和污名化。导致误解和歧视的原因有四点。

第一，就如第一章所叙述的那样，在21世纪以前，精神科对于抑郁症状的判定常使用"神经衰弱"这个诊断，"抑郁症"这个词语近十年才在中国流行起来，特别是对于老年人来说，"抑郁症"更是一个新词。由于人们不了解这个疾病，就将抑郁症、精神病、精神分裂症、精神障碍这些都需要在精神科诊疗的疾病认为是同一种病：发疯。社会对这种新的疾病的误解、怀疑、恐惧、困惑也就随之而来。这种社会上普遍存在的误解不仅深刻影响着老人们对抑郁症的解读，也加重了他们对未来疾病走向的担忧甚至恐惧。因此，从被诊断为抑郁症的那刻开始，他们就会开始建构未

---

① Yu, S. et al., "Mental Health in China: Stigma, Family Obligations, and the Potential Support," *Community Mental Health Journal* 54 (2018): 757 – 764.

来自我——"一个会发疯的人"。查阅前人研究我们可以看到，这一对抑郁症的误解并未在其他国家发现。[①]

第二，为了增加流量或者提高收视率，大众媒体倾向于将精神疾病患者呈现为负面、严重、单一的形象。比如，精神疾病患者常被描绘成行为暴力、对社会有威胁的人，抑郁症患者常被刻画为无法控制自己情绪、最终走向自杀的形象。这些媒体中的精神疾病患者的形象在很大程度上影响着老人对精神疾病的认识，也加深了他们对疾病的恐惧。

第三，目前政府对于精神疾病患者的服务主要针对重性精神障碍患者，而对他们的服务主要为药物治疗以及社会管控，而非给予"全人"理念的生物－心理－社会服务。这样的管理模式很显然强化了精神疾病患者会威胁社会的认知，加剧了公众对于精神疾病的恐惧情绪，树起了精神障碍患者与正常社会的区隔，带来了对这些患者的社会歧视。

第四，中国文化中关于"废人""没用的人"的论述也对老人们将抑郁症诠释为社会歧视的、严重的精神疾病有重要影响。有学者认为，在儒家思想影响下，中国人十分强调身为人的责任与义务，每个人都要履行自身的责任才能被称为一个合格的人。[②] 简单来说，如果个体要享有权利，那他必须得先履行义务。在此文化的影响下，不能履行责任或者无法做出贡献的个体常会被认为是"没用的人"，而得不到社会的认可。而一旦老人们内化了这一对个人价值的衡量标准，就会在不再工作、能力受损时将自我认定为一个没有用的人、社会不需要的人，甚至是他人的负担。

对"抑郁症"的不熟悉、大众媒体的渲染、政策对精神疾病严重性的强化以及传统文化对患病者的不认可共同造成了社会对于精神疾病患者的歧视与污名化，也形塑了老人们对抑郁症的认识以及对自我价值的评价。对于一个抑郁症患者来说，从被诊断的那天开始，他不仅需要和疾病相处，还需要承受疾病附带的、来自社会文化的误解与污名。换言之，他的

---

① Wood, L. et al., "Public Perceptions of Stigma towards People with Schizophrenia, Depression, and Anxiety," Psychiatry Research 220 (2014): 604 – 608.

② Guo, J., and Kleinman, A., "Stigma: HIV/AIDS, Mental Illness, and China's Nonpersons," in Kleinman, A. et al., eds., *Deep China: The Moral Life of the Person* (Los Angeles: University of California Press, 2011), pp. 237 – 262.

痛苦不仅来自疾病，还来自社会的排斥、歧视以及无价值感。他的自尊不仅受到疾病的威胁，还被社会歧视所挫伤。

（二）转变的老龄态度：从"宝贝"到"负担"

不同于被诊断为抑郁症的年轻人，在当今社会，老年人还需要面对来自"老"的社会歧视。这与我国社会对老年人态度的转变息息相关。在传统中国社会，由于深受儒家思想影响，孝道一直是备受推崇的社会价值。老人们因为年长而受到更多的优待、尊重和更积极的评价，如"智慧的象征"。然而，随着我国 20 世纪 80 年代吹响发展的号角，个人的独立、竞争、才能、奋斗、创造力、活力成为主流社会推崇的素质，又随着新兴科技的快速发展，老人便渐渐成为过时、脆弱、没有用、被淘汰的人群。[①]老年人形象在整个社会中的陨落挫伤了老人们的自尊，也加强了他们的被抛弃感和无价值感，建构了他们心目中对自己的认识——"朽木"。本研究发现，虽然老人们常分享儿女们孝顺的故事，但老人们并没有将子女的孝顺看作理所当然，相反，他们在子女尽孝时将自己视为子女的负担，充满内疚和自责。这一结果显然与前人关于集体主义文化对自尊影响的论述有所出入。前人研究认为，在集体主义文化的社会中，人们更看重自尊的自我喜欢维度，而非自我能力维度，因为个体自我能力的需要常需要服从集体的需要；相反，在个体主义文化的社会中，个体的独立与能力要比集体的和谐更被看重。[②]但从研究发现来看，老人们十分看重自尊的自我能力维度，因为自我能力契合了当今社会快速发展的需要。

总的来说，老人们对自我价值的评价从来不是独立存在的，它们根植于中国特定的社会与文化情境。由于在当今社会，无论是"抑郁症"还是"老年"，都承受着社会的歧视与污名化，这也就挫伤了老人们的自尊，塑造了老人们的"双重无价值感"。

---

① Chow, N., and Bai, X., "Modernization and Its Impact on Chinese Older People's Perception of Their Own Image and Status," *International Social Work* 54 (2011): 800 – 815.

② Schmitt, D. P., and Allik, J., "Simultaneous Administration of the Rosenberg Self-Esteem Scale in 53 Nations: Exploring the Universal and Culture-Specific Features of Global Self-Esteem," *Journal of Personality and Social Psychology* 89 (2005): 623.

五　缺乏性别差异

在西方国家的主流论述中，抑郁症一直被塑造为一种"女性的疾病"。[①] 因此正如第一章所述，一些学者指出，在被诊断为抑郁症后，男性比女性更难接受这种疾病，也更难将其整合入男性自我。比如，老年男性在被诊断为抑郁症后，由于抑郁症状与男性化特质相违背，患病男性会体验到更多的羞耻感。[②] 也有研究指出，男性与女性的患病经历和患病体验很不一样，一方面社会对女性化特质的要求定义着女性的行为，比如情感表达、依赖等；另一方面这些行为被认为是不好的，甚至是病理的。[③]

基于前人研究结论，我原本期待在我的研究中也会发现男性与女性老年人在患病经历、疾病解读以及自尊上的差别，但遗憾的是，这种差别并未被引出。原因可能有三点。

第一，男性和女性关于抑郁症的经历和对疾病的解读深受性别论述的影响。然而在中国社会，特别是老人们成长的年代，我国关于性别的主流论述与西方存在很大差别。在 20 世纪 50 年代到 70 年代，由于经济与社会发展的需要，女性被鼓励进入劳动力市场，成为和男性一样强有力的劳动力、经济发展的主力军，也就是所谓的撑起"半边天"。为了鼓励女性劳动，中国社会塑造了许多勇敢勤劳的女性形象，比如"草原英雄小姐妹"，宣传了许多优秀女性的事迹，比如从挡车工成长为国务院副总理的吴桂贤等。这些女性勇敢、独立、聪明、果敢、理智、忍耐、成功，这些形象深刻地影响了那个年代的女性，并塑造了她们对自我的认识与期待。因此，参与研究的几乎所有女性都认为自己应该独立、能干、理智、成功。也就是说，在这样的社会文化背景之下，那些所谓的女性化特质，比如哭泣、抱怨、情绪表达、敏感等不仅被男性所贬低，同样被女性所贬低，而所谓

---

① Ussher, J. M., *The Madness of Women* (London: Routledge, 2011).

② Apesoa-Varano, E. C. et al., "Shards of Sorrow: Older Men's Accounts of Their Depression Experience," *Social Science & Medicine* 124 (2015): 1-8.

③ Stoppard, J. M., and McMullen, L. M., *Situating Sadness: Women and Depression in Social Context* (New York: New York University Press, 2003).

的男性化特质不仅被男性推崇，也被女性推崇。这样，男性化特质不仅规范了男性的行为，也规范了女性的行为。这就使得男性和女性在患病后，经历类似的挣扎与痛苦。

第二，"抑郁症"对于很多中国人，特别是老年人来说是一个新词，大部分的研究参与者并不清楚这是一种什么疾病，更别说将其视为一种女性的疾病了。因此，男性在得到这个诊断后，并没有更多的病耻感，也没有因为患病产生更多的挣扎和自我冲突。

第三，大众媒体对老人们的疾病解读有着重要的影响，但目前我国大众媒体对于抑郁症患者形象的刻画并不存在性别差异。大众媒体报道的那些知名的抑郁症案例，比如崔永元、张国荣、杨坤等都是男性。包括中央电视台制作的抑郁症公益广告的主角"小D"，也是一个男性角色。换言之，在我国，大众媒体没有将抑郁症塑造为一种女性患病率更高的疾病，因此便没有向公众传达关于性别差异的信息。

总的来说，本研究未引出老年人患病经历、疾病解读和自尊的性别差异，这可能与中国特定时期对女性角色的塑造、主流性别论述、老年人对抑郁症的不了解以及主流媒体不带性别差异信息的报道有关。当然，本研究只是对性别差异进行了初步的探索，期待未来更多研究关注此议题，更深入地探索我国老年抑郁症患者的性别差异。

第八章　对策与结论

在最后一章，我将讨论本研究的发现对相关理论的补充与回应，并基于研究发现提出对我国老年抑郁症相关政策与精神健康服务的建议，并指出未来研究的方向。最后，将总结本研究的局限，并给出研究结论。

一　对理论的补充与回应

基于社会建构主义的认识论和现象诠释学的理论视角，运用质性研究的研究方法，本研究探索了中国老年人如何经历抑郁症以及如何诠释抑郁症，这是第一个深描罹患抑郁症老年人患病历程、如何理解和诠释抑郁症、如何在衰老与疾病中建构自我价值感的研究，对理解老年人的患病过程、患病对老年人的意义以及抑郁症与自尊之间的关系都有着重要意义。

与那些在西方国家开展、针对普通人群的研究相似，[1] 本研究中的中国老年人在经历抑郁症的过程中感到了强烈的失控感与无助感，他们在与他人互动的过程中常被责备和误解。和前人研究类似，本研究发现，老人们对抑郁症的解读是与患病阶段息息相关的。但与前人形成补充的是，本研究发现，老人们对抑郁症的解读并非固定、单一维度的，他们常常在同一时间对疾病有着不同的理解，甚至是相矛盾的认识，也常常会在不同理解之间摇摆。比如他们一方面相信医生对于抑郁症的解释"这是一种躯体

---

[1] Emslie, C. et al., "Men's Accounts of Depression: Reconstructing or Resisting Hegemonic Masculinity?," *Social Science & Medicine* 62 (2006): 2246 – 2257; Karp, D., Speaking of Sadness: Depression, Disconnection, and the Meanings of the Illness (New York: Oxford University Press, 1996).

疾病"，另一方面又无法抛开旁人对抑郁症的判断"这个病会让人发疯""思想有问题的人才会得病"，常会在不同的解读之间摇摆不定。正因如此，在历经抑郁症的过程中，老人们心中充满了对疾病和自我的挣扎，也常常有着复杂的感受。

在抑郁与自尊的关系上，本研究也有三点重要的发现。第一，本研究认为，在中国老年人群中，抑郁与自尊的关系并非基于实证主义发展出的四个主流模型（共因模型、谱系模型、易感模型和伤痕模型）所呈现的那样（详见第一章）。共因模型认为自尊和抑郁不是直接相关的，它们都受到共同病因的影响；谱系模型认为自尊和抑郁是同一个谱系上的不同因素，低自尊与抑郁并不一样；易感模型认为低自尊和消极的自我评价会导致抑郁发生和维持；而伤痕模型认为并非低自尊导致抑郁，而是抑郁会在个体的自尊上留下一道永久的疤痕。然而，本研究发现，抑郁与自尊之间的关系并非线性的、静态的、固定的，而是总在不断地变化与浮动中。虽然"又老又病"冲击着老人们的自尊，但是老人们也从来没有被动地接受这种冲击，他们会运用各种策略来处理自己的无价值感，来证明自己仍然是一个有用的、有能力的人。在经历衰老和抑郁症的过程中，老人们并非如伤痕模型所说的那样，任由抑郁症在他们的自尊上留下一道永久的伤痕，他们会在此过程中建构一个"挣扎的自尊"，来阻止抑郁症伤害他们的自尊，尽可能不让伤痕留下。因此我们可以看到，在探讨自尊与抑郁的关系时，质性研究提供了一个了解其动态关系的新视角。

第二，虽然老人们如何诠释"又老又病"对其自尊的建构十分重要，但是四个主流模型都忽视了衰老和抑郁症对于老人们的意义，也忽视了如何诠释衰老与疾病深受特定社会文化背景的影响。具体来说，在建构"病人角色"的过程中，老人们与专家的互动、医疗环境与医学统治地位起到了重要的作用；在建构"有问题的人"时，主流社会的"病人有罪论"及其背后的文化观念扮演着重要角色；而在建构"无能的人"时，精神健康、老龄服务不充分的现状起到重要作用。本研究揭示，在讨论抑郁症和自尊关系的时候，不能仅仅将二者放在个体的维度进行探索，而是需要探索老人如何解读疾病、如何建构自尊，也需要将这个建构过程放在特定的文化背景下进行思考。

第三，和前人研究不同，本研究并未发现男性和女性老年人在历经抑郁症、诠释抑郁症、建构自尊时有何性别差异。这个发现和前人提出的"男性的抑郁""戴着面具的抑郁"（即抑郁的体验与男性化特质不相符，从而挫伤男性的自尊）有所出入。① 这同样提示我们，在探索抑郁症的性别差异时，不能仅关注男性和女性在患病率或者症状表达上的差异，应该将其放入特定的历史社会文化背景之中进行探索。只有了解特定时期的性别论述、关于抑郁症的主流论述，才能更好地理解抑郁症的性别差异。

二　精神健康服务建议

我国目前关于老年抑郁症患者的社会政策、社会服务尚不完善，精神健康领域的专家，包括精神科医生护士、社会工作者、心理治疗师，缺口非常大，基于本研究的发现，可以对现阶段的精神健康相关服务提出一些具体的建议。

对于医务人员来说，研究结果告诉我们在精神科医生与老年患者之间存在不平等的权力关系，这个关系对老年人的患病经历以及他们如何诠释疾病乃至如何定义自己都起到重要的作用。虽然这种不平等的权力关系在很大程度上与当今中国社会对西方医学的推崇密切相关，但对于精神科医生与护士来说，仍然可以有意识地、尽可能地为患者赋权。在实践中，精神科医生首先需要识别他们和患者间的不平等的权力关系，了解由于知识上的差别，专家与患者间不可避免地会产生权力的不平等。在此基础上，避免将患者看作一个需要例行解决的问题，而是将每一个患者看作完整的、独立的个体，平等地与患者交流，尽可能地从患者角度出发，理解患者的感受与挣扎。这种思维的转变会直接影响精神科医生如何与老年抑郁

---

① Gallo, J. J. et al., "Sadness in Older Persons: 13-Year Follow-Up of A Community Sample in Baltimore, Maryland," *Psychological Medicine* 29 (1999): 341 – 350; Möller-Leimkühler, A. M., "The Gender Gap in Suicide and Premature Death or: Why are Men so Vulnerable?," *European Archives of Psychiatry and Clinical Neuroscience* 253 (2003): 1 – 8.

症患者相处，即使彼此的会面只有短短几分钟，也能让老年人感到被支持、被理解、被赋权。同时，精神科医生需要认识到，老年人在罹患抑郁症的过程中会经历相当多对疾病的困惑、误解和焦虑，不平等的权力关系就像一个无形的障碍，会阻碍老人们向医生寻求帮助以缓解困惑。这时便更需要医生或者护士尽可能地向老人们解释抑郁症这个诊断是什么、为什么要给出这个诊断、为什么要开这些药，以此消减老人们的困惑，从而让老人们获得安全感、确定感。总的来说，精神科医生需要认识到，老年患者并不是治疗被动的接受者，他们才是治疗过程的主角，他们有权知道自己的疾病以及治疗如何进行。当老人们能够成为看病过程中的主角时，他们的困惑、焦虑、无可奈何、无所适从甚至自我怀疑便会减轻，他们的患病体验也将得到提升。

研究结果也提示，精神科护士在提供精神健康服务时应该发挥更大的作用，应该成为心理教育、整合干预的主力军之一。在参与式观察的过程中我发现，精神科护士针对老年抑郁症患者的工作任务常常只有遵医嘱为住院病人发药、输液等，他们在整个治疗过程中话语权很小，基本都是遵医嘱行事。然而，在医院缺乏针对精神疾病患者多学科整合服务的条件下，精神科护士应该被鼓励更多地参与进健康教育宣传、小组工作、康乐活动的开展中。比如通过各种课堂或活动解释抑郁症是什么，讲解怎么应对抑郁症、药物的服用与管理、副作用的应对、家属如何照料患者以及促进朋辈支持等。这一方面可以激发护士的主观能动性、减轻医生的繁重负担，另一方面可以在现有资源条件下尽可能为患者提供整合的精神健康服务。一旦护士的专业知识和技能得到充分的发挥，老人们的需求也就能得到更好的满足。

本研究也认为，除了医学治疗，心理社会干预也应该成为干预老年抑郁症患者的主要方式。而对于心理社会干预的专业人员，本研究有以下建议。

首先，研究结果提示精神健康专家，不应将主流的治疗模式视为黄金标准，应该对其局限性进行批判性思考。在面对患有抑郁症的老年人时，不应将他们看作症状或者问题的集合，而应该用"全人"的理念看待这些老人。因此，在临床工作中，专家们应该仔细倾听老人们关于疾病的主观体验，将这些丰富的、复杂的体验放入干预的方案中，满足老人们情感的、社会的需求。同时，专家们应该了解到，抑郁症不单是一系列症状那么简单，它也是一个标签，一个附带着很多社会文化意义的标签。当老人们获得一个诊断时，他们就被贴上了一个标签，随之他们就需要承受标签所带来的各种自我冲突、自我怀疑。而当这个标签再叠加上"衰老"时，情况就会变得更加复杂，自我冲突就会变得更加剧烈。在进行临床干预的时候，精神健康专家应该将老人们在抑郁症患病过程中的自我冲突作为靶点之一，详细地了解老人们的主观体验，帮助老人厘清各种复杂的情感，了解自我冲突，提升老人的自我价值，解构"双重无价值"感，重构衰老和抑郁症的意义，从而帮助老人更好地修复衰老和抑郁症带来的创伤。

其次，在提供服务和开展干预时，精神健康专业人士应该对社会主流论述、医学论述、文化观念都进行批判性思考，用社会建构主义的视角看待这些论述，而非将其视为"真理"。专家们需要了解这些主流论述如何影响老人们对抑郁症的理解，又如何形塑老人们的自我，带领老人探索医学论述、社会文化情境如何影响他们的经验与认知，重构老人们对疾病和自我的认识。同时，也需要在制订干预方案时将主流论述、文化观念等考虑进去，发展以人为本的、文化敏感的干预方案。

再次，研究结果也提示精神健康专家，老年抑郁症患者永远不是被动的疾病与衰老的承受者，他们自身有着强大的资源与能力去应对疾病与衰老带来的痛苦。虽然衰老和抑郁症削弱了老人的能力，但是这些患病老人从不会向衰退束手就擒，他们会寻找各种方法维持自尊。他们的这种自我动机、意愿、意志、自我负责的态度可以在干预中被充分激发和动用起来，让老人们看到自身的力量与资源，将其进行强化，让老人成为干预的主角，进而增强老人自我价值感。只有充分运用老人自身的资源，才能真正为老人们赋权。

最后，研究也指出了抑郁症教育的重要性。抑郁症的教育应该针对患者，也应该提供给他们的家人以及公众。抑郁症的教育不应仅局限在从医学的角度做疾病症状与治疗的科普，而应该带着"全人"的理念呈现患者在疾病中的主观体验、感受以及挣扎，让人们了解抑郁症的患病过程，理解患者在其中的恐惧、无助、挫败、失控感、不确定感、绝望等，细致地告诉患者家属如何更好地支持和陪伴自己的亲人，告诉公众如何消除自身对疾病的误解和歧视。这样的教育也不应该只局限在医院，还应该在社区、大众媒体中进行，营造一个对抑郁症患者乃至其他精神障碍患者友好的、非歧视的社会环境。

三　精神健康政策建议

尽管我国关于老年人的精神健康工作在近年得到了政策的支持，但总的来说，精神健康服务还很难满足抑郁症老年人的需求。针对相关政策，本研究给出三点建议。

第一，社会政策应该准许老年抑郁症患者，特别是低收入老年人，申请特殊病医疗保险，适当降低申请慢性病医疗保险的门槛。比如，一个患者如果经历了多次抑郁症的复发他就可以申请慢性病医疗保险，不一定要接受过住院治疗；低收入老年人可以为治疗抑郁症申请其他医疗补助，或者可以报销更广泛的药品等。

第二，针对老年抑郁症人群，社会政策应该支持发展多学科整合的干预模型。比如，在医疗机构增加心理咨询师或心理治疗师、社会工作者、个案管理者等其他精神健康服务专家。在壮大精神健康专业人才队伍、弥补人才缺口的同时，形成多学科服务的团队，为患者提供生物－心理－社会全方位服务，满足患者的多种需求。

当然，仅在大医院提供针对老年人的精神健康服务是远远不够的，社区才应该成为老年抑郁症患者康复的主要场所。因此，建立以社区为本的精神健康服务体系迫在眉睫。社区精神健康服务的范围要从监管扩大到预防、治疗、康复与社会融入，为老年抑郁症患者建档，让其可以在社区拿药，给予其健康教育和定期随访服务等，方便老人们进行康复治疗。同时，也应该加快建立基于社区的整合干预体系，在社区配备心理咨询人员、社会工作者，支持心理健康中心、社会组织等入驻社区，形成基于社区的多学科团队，为老人提供全方位服务。

第三，要为老人们赋权，消除公众对抑郁症和其他精神疾病患者的歧视也是一项重要的工作。为此，社会政策应该鼓励社区开展精神疾病教育，营造精神疾病友好、无歧视的社区，促进老年患者更好地融入社会。同时，媒体应该承担起公众教育的责任，比起强调疾病的严重程度和病理性，更应该生动、完整地呈现患者的丰富经历与复杂的感受，向公众描绘抑郁症患者完整的、准确的形象。

四　未来研究方向

作为第一个探索中国老年人抑郁症经历和疾病解读的研究，本研究对未来该领域的研究给出一些方向。

首先，未来探讨老年人抑郁症经历和疾病解读的研究可以在中国的农村地区和发达地区（如北京、上海、广州、深圳）开展。中国是一个幅员广阔、发展不均衡、文化差异较大的国家，在农村或者发达地区开展类似研究，可以帮助我们更好地了解中国特定的社会文化背景如何形塑老人的患病经历和疾病解释，也可以让我们对相关的精神健康服务和政策有更深入的了解，提出更具有针对性的建议。

其次，我国是个正在经历剧烈社会变迁的国家，未来研究可以继续关注中国老人们的患病经历、疾病诠释以及自尊如何在巨变的社会中被建构。这将形成中国抑郁症老人们患病历程与自尊建构过程更完整的图像，也将让我们更了解老人们诠释抑郁症的过程及其与自尊之间的关系。

再次，未来研究可以采用量化研究的方法来检验本研究的部分结果。比如，本研究发现老年人患抑郁症的经历和疾病诠释没有性别差异，量化研究方法可以在更多的样本中检验这一结果，看其是否能推广到更广泛的人群中，这也将帮助我们了解我国抑郁症老年人患病历程和自我建构的性别差异，从而为相关服务和政策提出更有指导性的建议。

最后，未来研究也可以使用量化研究的方法来探索社会文化如何影响抑郁症与自尊的关系，从而形成关于抑郁症与自尊更完整和准确的关系图。当然，也期待更多质性研究来探讨特定社会文化背景如何形塑老年抑郁症患者的自尊。

五　研究局限

本研究也存在一些局限。首先，作为一项质性研究，受到时间、研究地点限制，本研究的结果不能推广到整个中国老年人群。所以当讨论结果的时候，我们需要充分考虑特定的社会文化背景。

其次，由于研究采用的是方便抽样和目的抽样，样本量有限，且仅在三甲医院的一个科室进行，该样本不能代表那些在"小医院"、乡村卫生站、中医院、安康医院等就医的老年抑郁症患者。

再次，虽然在招募患者时，我试图排除了具有其他精神疾病诊断的患者，但事实上，由于各种因素，比如误诊、症状不具有典型性等，很多老人都得到过除抑郁症以外的其他诊断，也合并有其他老年期常见的身体疾病，比如肠胃疾病、高血压等。因此，他们在描述抑郁症经历的过程中有可能掺杂其他患病体验。

又次，一些社会期望因素可能会影响研究发现。由于所在科室的要求，与患者的接触只能在科室的心理咨询室中进行，而我在科室中只能穿着白大褂进行工作。因此，一些患者会误以为我是一位医生，在与我的谈话中会夸大自己的痛苦，也有可能会避免谈及精神科医生的不足。虽然为了减少社会期望偏误，我已在每次访谈前都介绍自己，也会解释研究目的，但偏误很难排除。类似地，由于访谈需要录音，一些老人担心其提供的信息不能被完全保密，他们有可能会在我打开录音设备后有所顾忌，克制自己的情绪，避免聊到一些敏感经历等。为了降低这种可能性，我已向老人们强调保密原则，告知老人录音材料会做匿名化处理等。

最后，我很清楚本研究的发现以及对现象的解释，是我与参与者共同建构的结果，其中无法避免会产生主观诠释与经历之间的偏误。因此我尽可能通过详细描述情境、随访参与者、定期与督导讨论的方式来减少偏误。

六　结论

本研究从患者的角度出发，深描老年人患抑郁症的经历和对疾病的解读。虽然有关老年抑郁症的经验与意涵如此丰富复杂，没有办法将其纳入一个研究中，但老人们叙述的故事仍然揭示了很多从专家角度无法捕捉到的内容。这些内容告诉我们每一个普通人，当我们关注抑郁症时，我们应该倾听老年患者自己的声音，深入了解他们的遭遇、复杂的情感、痛苦的挣扎和自我的变化。这些内容也告诉精神健康领域的专家，在治疗，更恰当地说应该是在服务老年患者的过程中，应该将他们看作完整的个体，而不是一些需要被解决的问题或者症状。当我们用"全人"的理念去看待老年患者时，我们自然就会了解他们全方位的需求，为促进一个人的发展而努力。

本研究也告诉我们，虽然我们一直倡导尊敬老人、爱护老人，但事实上，在抑郁症老人的主观经验里，他们已经成为被主流社会忽视的群体。他们不仅承受着疾病与衰老带来的痛苦，而且遭受着来自社会的歧视。这些都挫伤着老人的自尊，而老人很难通过公共服务获得支持、疗愈伤口。这就亟须政府完善针对老年抑郁症患者的政策与福利，通过整合的服务模式来满足老人们的多种需求。需要强调，只有依靠可触及的、专业的服务，老人们在疾病中的伤痛才能得到有效的缓解。

最后，本研究告诉我们，老年患者们的患病经验、疾病解读与自尊并非固定的、一成不变的，它们是在老人与周围世界的互动过程中不断被建构的。因此，当我们了解老年抑郁症及其患者时，我们需要将其放在特定的社会文化背景中进行思考，检视主流论述、医学论述、文化观念对老人经历与自我的影响。只有这样，我们才能真正理解老人、赋权老人，形成以人为本的、文化敏感的精神健康服务体系。

附录一　研究介绍信（致科室主任）

尊敬的＊＊主任：

您好！

我是来自香港中文大学社会工作学系的博士研究生唐谭。目前我正在进行一个关于老年人抑郁的研究，希望了解老年人抑郁的经历以及他们对抑郁症的看法，为老年抑郁的心理卫生服务提供一些可行的建议。贵医院精神科是全国知名的精神疾病诊断与治疗的科室，有很多精神卫生服务的经验值得学习，能为此研究提供一个很好的研究平台。因此真诚地希望能得到您及前来诊治的老年人的惠允同协助。

该研究将对 2 名精神科专家、2 名精神科护士以及 20 名左右诊断为抑郁症的老人及他们的家人进行访谈。此外，我希望能以实习生的身份于 2016 年 10 月至 12 月以及 2017 年 5 月至 8 月期间在贵科（包括住院部和门诊部）进行观察学习。在观察中，我将主要了解精神科医师、护士的日常工作，抑郁老年人的日常生活以及他们与医生护士及其家人的互动情况。此研究中，任何涉及科室名称、被访者个人信息的资料都将会被严格保密，在研究开始之前我也将征求您和研究参与者的同意。任何参与者的真实姓名都不会出现在录音材料、转录材料、观察记录及任何形式的研究报告中。所有访谈和观察的资料都将得到妥善保管。

如果您有任何疑问，您可以致电香港中文大学社会工作学系，您也可以致电我的导师——香港中文大学林静雯教授。

非常希望得到您的支持和同意。非常感谢！

此致

敬礼！

香港中文大学社会工作学系博士研究生：唐谭

电话：＋852－5222＊＊＊＊，＋86－137＊＊＊＊＊＊＊

电邮：＊＊＊@swk.cuhk.edu.hk

附录二　知情同意书（老年人）

参加者同意书

　　我同意参与这个关于我的个人故事的研究。研究者已经给我解释了这个研究的目的，是希望了解老年抑郁症患者的生活经历和对自己的看法，为精神卫生服务的改善提供一些具体可行的建议。我参与这个研究纯属自愿。我明白，这个研究不会对我的生活产生任何影响，别人也不会从访谈中知道我是谁，因为研究数据不会涉及我的身份信息，她会遵守保密原则。

　　我明白，在访谈的过程中，研究员将会问一些关于我个人经历的问题，并对访谈过程进行录音。对这些问题，我有权决定回答与否。如果有我不想回答的问题，或者在访谈过程中想退出，我只要告诉研究员即可。

　　在下面签上我自己的名字表明我已阅读以上内容，并且我同意参加这个研究。我知道如果我想退出该研究，只要告诉研究者就可以。

研究员：香港中文大学博士生唐谭

（电话：+852－5222 ****；+86－189 ********）

博士导师：香港中文大学林静雯教授

（电话：+852－3943 ****；电邮：***@ swk. cuhk. edu. hk）

签名_____　　　日期_____

附录三　知情同意书（重要他人）

重要他人参与研究同意书

我同意参与这个关于抑郁症的研究。研究者已经给我解释了这个研究的目的，是希望了解老年抑郁症患者的就诊经历和对自己的看法，为精神卫生服务的改善提供一些具体可行的建议。我参与这个研究纯属自愿。我明白，这个研究不会对我的生活产生任何影响，别人也不会从访谈中知道我是谁，因为研究数据不会涉及我的身份信息，她会遵守保密原则。

我明白，在访谈的过程中，研究员将会问我一些关于我的家人或朋友患抑郁症的问题，并对访谈过程进行录音。对这些问题，我有权决定回答与否。如果有我不想回答的问题，或者在访谈过程中想退出，我只要告诉研究员即可。

在下面签上我自己的名字表明我已阅读以上内容，并且我同意参加这个研究。我知道如果我想退出该研究，只要告诉研究者就可以。

研究员：香港中文大学博士生唐谭

（电话：+852－5222 ****；+86－189 ********）

博士导师：香港中文大学林静雯教授

（电话：+852－3943 ****；电邮：*** @ swk. cuhk. edu. hk）

签名_____　　日期_____

附录四　知情同意书（专家）

专业人员参与研究同意书

　　我同意参与这个关于抑郁症的研究。研究者已经给我解释了这个研究的目的，是希望了解老年抑郁症患者的就诊经历和对自己的看法，为精神卫生服务的改善提供一些具体可行的建议。我参与这个研究纯属自愿。我明白，这个研究不会对我的生活产生任何影响，别人也不会从访谈中知道我是谁，因为研究数据不会涉及我的身份信息，她会遵守保密原则。

　　我明白，在访谈的过程中，研究员将会问我一些关于医治抑郁症的问题，并对访谈过程进行录音。对这些问题，我有权决定回答与否。如果有我不想回答的问题，或者在访谈过程中想退出，我只要告诉研究员即可。

　　在下面签上我自己的名字表明我已阅读以上内容，并且我同意参加这个研究。我知道如果我想退出该研究，只要告诉研究者就可以。

　　　　　　　　　　　研究员：香港中文大学博士生唐谭
（电话：+852－5222＊＊＊＊ ；＋86－189＊＊＊＊＊＊＊＊）
　　　　　　　　　　　博士导师：香港中文大学林静雯教授
（电话：+852－3943＊＊＊＊ ；电邮：＊＊＊@ swk. cuhk. edu. hk）
　　　　　　　　签名_____　　　日期_____

附录五 访谈提纲（老年人）

访谈提纲（针对老年人）

关于经历

1. 患抑郁症的经历

①患抑郁症是怎样的感受？经历了什么？

②诊断抑郁症的经历是怎样的？

③当得知自己患抑郁症，是怎样的感受？

④患抑郁症期间有什么特殊的经历？

2. 抑郁症治疗的经历

①抑郁症发作后进行了哪些治疗？治疗的经过是怎么样的？

②治疗过程中医生或其他专家是如何解释抑郁症的？他们提出了哪些治疗的建议？

③你认为专家们怎么看你？

④你对专家们的解释和治疗的建议有什么感受和看法？你是如何回应专家的？

⑤总的来说，你对治疗或服务有什么看法？

（说故事：时间顺序、地点、重要事件、人物、感受；印象深刻的事件。）

3. （对于仍在住院治疗的患者）住院治疗的经历

①你在精神科住院的经历是怎么样的？每天的生活是怎样的？有没有特殊的经历？

②你对住院的生活有什么感受和看法？

（说故事：时间顺序、地点、重要事件、人物、感受；印象深刻的事件。）

4. 与重要他人互动的经历

①在患抑郁症并进行治疗的过程中，你的重要他人的态度和行动是怎么样的？

②他们是怎么看抑郁症的？

③他们认为你得抑郁症之前是什么样的，之后是什么样的？

④对于他们的态度，你有什么感受和想法？你是如何回应他们的？为什么？

（说故事：时间顺序、地点、重要事件、人物、感受；印象深刻的事件。）

关于解读

5. 对自己的看法和感受

①你怎么看抑郁症？

②你怎么看自己得了抑郁症？

③你会怎么评价自己的价值？对自己这样的看法是什么时候开始的？

④对自己的看法发生了怎么样的变化？你觉得抑郁症之前你是什么样的，得病以后是什么样的？康复期间是什么样的？

（说故事：时间、地点、事情、感受、意义。）

附录六　访谈提纲（重要他人）

访谈提纲（针对重要他人）

1. 是否能和我分享一下，在他/她患抑郁症的日子里，您有什么样的经历？

①关于抑郁症，他/她经历了什么？

②关于他/她的抑郁症，你的感受是什么？

③在他/她患抑郁症后，你与他/她的相处是怎样的？与之前相比是否有变化？

④你和他/她是怎样讨论患抑郁症这件事的？在他/她的治疗过程中，你有哪些行动？他/她如何回应你？

2. 他/她患抑郁症的经历是怎样的？

①他/她有些什么样的感受？

②你认为他/她患抑郁症之前是什么样的？患抑郁症后又是什么样？

③你认为他/她的性别和抑郁症有什么关系？你关于性别与抑郁症的知识从何而来？

④他/她的治疗经历是怎样的？医生给了他/她哪些治疗建议？医生如何给你们解释抑郁症？

⑤周围人与他的相处有什么变化？

3. 你对于老年抑郁有什么看法？

①你认为抑郁症是什么？

②抑郁症会对老人造成怎样的影响？

附录七 访谈提纲（专家）

访谈提纲（针对专业人员）

1. 在精神科工作的基本信息

工作年限，为什么从事这个行业？（关注他们所持的价值观）

2. 治疗抑郁症有哪些经历？

①对于老年抑郁症患者通常会采取哪些治疗方法？

②聊一聊印象最深刻的老年抑郁症的案例和治疗的经历。在这个过程中有哪些感受？

3. 对抑郁症和抑郁症患者的看法

①你认为抑郁症是什么？它的表现和成因。

②针对男性和女性的抑郁症，会有哪些不同的治疗方法？

③你如何看某某的病情？治疗和康复的整个过程中他/她有哪些变化？

④他/她的重要他人怎样帮助他/她？

4. 你觉得精神健康服务未来的发展方向是什么？

图书在版编目（CIP）数据

老年抑郁的忧与伤／唐谭著. —— 北京：社会科学
文献出版社，2023.4
（魁阁学术文库）
ISBN 978 - 7 - 5228 - 1495 - 7

Ⅰ.①老… Ⅱ.①唐… Ⅲ.①老年人－抑郁症－防治
Ⅳ.①R749.4
中国国家版本馆 CIP 数据核字（2023）第 039249 号

魁阁学术文库
老年抑郁的忧与伤

著　　者／唐　谭

出 版 人／王利民
责任编辑／庄士龙　胡庆英
文稿编辑／杨　莉
责任印制／王京美

出　　　版／社会科学文献出版社·群学出版分社（010）59367002
　　　　　　地址：北京市北三环中路甲 29 号院华龙大厦　邮编：100029
　　　　　　网址：www.ssap.com.cn
发　　　行／社会科学文献出版社（010）59367028
印　　　装／三河市龙林印务有限公司

规　　　格／开　本：787mm×1092mm　1/16
　　　　　　印　张：11.75　字　数：178 千字
版　　　次／2023 年 4 月第 1 版　2023 年 4 月第 1 次印刷
书　　　号／ISBN 978 - 7 - 5228 - 1495 - 7
定　　　价／79.00 元

读者服务电话：4008918866